DE LA

LYMPHANGITE UTÉRINE

ET DE SES RAPPORTS AVEC

L'INFECTION GÉNÉRALE PUERPÉRALE

PAR

Eustache N. DANOPOULOS

Docteur en médecine de la Faculté de Paris,
Ancien externe des hôpitaux de Paris.

PARIS

A. PARENT, IMPRIMEUR DE LA FACULTÉ DE MÉDECINE

A. DAVY, successeur

rue Monsieur-le-Prince, 29-31.

1882

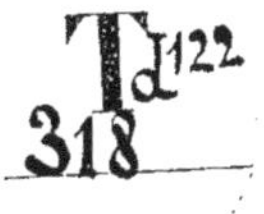

DE LA

LYMPHANGITE UTÉRINE

ET DE SES RAPPORTS AVEC

L'INFECTION GÉNÉRALE PUERPÉRALE

PAR

Eustache N. DANOPOULOS

Docteur en médecine de la Faculté de Paris,
Ancien externe des hôpitaux de Paris.

PARIS

A. PARENT, IMPRIMEUR DE LA FACULTÉ DE MÉDECINE

A. Davy ,successeur

rue Monsieur-le-Prince, 29-31.

1882

DE LA

LYMPHANGITE UTÉRINE

ET DE SES RAPPORTS AVEC

L'INFECTION GÉNÉRALE PUERPÉRALE

AVANT-PROPOS.

Pendant notre stage à la clinique des accouchements nous avons assisté à quelques cas d'une redoutable maladie qui frappe trop souvent encore les nouvelles accouchées.

Cette maladie appelée à tort *fièvre puerpérale* nous a frappé à notre tour par la diversité de ses allures cliniques.

Telle accouchée était atteinte d'accidents puerpéraux au bout de 24 ou 36 heures, avec une brusquerie remarquable (grand frisson, fièvre intense, douleur abdominale très vive, vomissements, etc.,) ; telle autre avec toutes les apparences d'un excellent état de santé était prise au bout de 8 à 15 jours de petits frissons, sueurs, adynamie, céphalalgie, etc... La même fin les attendait l'une et l'autre.

Grâce à l'obligeance de notre excellent collègue et ami le Dr Jules Dagonet, alors externe de la Clinique, nous avons pu étudier quelques autopsies de ces femmes qui ont succombé aux suites de couches pathologiques,

et les lésions anatomiques que nous avons trouvées
étaient tout aussi différentes que les formes observées
pendant la vie.

C'est ce qui nous a engagé à lire les auteurs classiques
pour nous faire une idée nette de la maladie qui nous
occupait.

Malheureusement la lecture des auteurs nous a jeté
dans une confusion désespérante et, nous pouvons
l'avouer franchement, leur étude nous a donné de cette
maladie une idée moins nette que celle que nous avions
auparavant.

Cette confusion et les opinions si contradictoires des
auteurs nous a déterminé à faire sur ce sujet notre thèse
inaugurale. Dans l'exécution de ce travail, que nous
soumettons à l'appréciation indulgente de nos juges
nous n'avons eu que notre faible initiative. Nous n'avons
d'autre ambition que de résumer une partie de ces accidents ; nous nous proposons d'étudier la lymphangite
utérine et de voir quel est son rôle dans l'infection
générale puerpérale.

Ce travail est divisé en 5 chapitres :

I. Aperçu historique.

II. Anatomie pathologique, lymphangite-phlegmon.

III. Description de la lymphangite.

IV. Pathogénie. Rôle de la lymphangite dans l'infection puerpérale.

V. Prophylaxie. Traitement.

Qu'on nous permette d'adresser ici nos sincères
remerciements à notre illustre maître, M. le professeur
Peter, qui a bien voulu accepter la présidence de notre
thèse.

CHAPITRE PREMIER.

INTRODUCTION

Aperçu historique. — Les suites de couches pathologiques sont connues depuis la plus haute antiquité.

Hippocrate (332 ans avant notre ère) (1) avait vu
qu'après leurs couches les femmes sont parfois affectées
de fièvre grave avec diarrhée, vomissements et ballonnement du ventre, etc., et prenant l'effet pour la cause
il attribuait tous ces accidents à la suppression des
lochies.

Mercatus (1570) (2) ajoute : « ce n'est pas seulement
la suppression des lochies, mais aussi leur putridité et
leur purulence qui cause ces maladies. »

A la fin du XVII siècle, Puzos (1686) émit la théorie
de la métastase laiteuse qui fut en vogue pendant plusieurs siècles.

C'est seulement au 18ᵉ siècle que les opinions se
sont fixées sur l'origine de la maladie. Un médeci·

(1) Hippocrate. OEuvres trad. par Littré, t. VIII, Maladies des
femmes.
(2) Mercatus. Opéra, t. III, de Mulieribus affectibus, li^ ˉˉ
cap. VII, VIII, X.

anglais Strother (1818) (1) soutint la doctrine de l'essentialité encore défendue actuellement par de chaleureux partisans et c'est lui le premier qui a désigné sous le nom de *fièvre puerpérale*, le groupe d'accidents qui surviennent à la suite des couches.

Mais, déjà en 1827, Désormeaux (2) avait fait remarquer que « si on appelle *puerpérales* les maladies « qui surviennent après l'accouchement, ce ne doit être « que pour indiquer la circonstance où elles se dévelop- « pent, et non pour en caractériser la nature ; ainsi le « mot de fièvre puerpérale ne doit plus être employé « comme nom spécifique, il doit même être banni du « langage médical, parce que, en raison de diverses « acceptions qu'on lui a données, il n'est plus propre « qu'à produire la confusion. Il faut nommer les mala- « dies puerpérales par leurs noms propres de métrite, « péritonite, etc. »

Depuis cette époque jusqu'en 1858, ont paru plusieurs travaux, montrant l'importance des lésions locales dans la fièvre puerpérale ; parmi ces écrits nous citerons Dance sur la phlébite utérine et Velpeau, Tonnelé, Nonat, Cruveilhier, Botrel, etc., sur la lymphangite, travaux sur lesquels nous reviendrons dans le cours de cette étude.

En 1858, le signal donné par Guérard a ouvert la

____

(1) Strother. Criticon fébrium or a critical Essay on fever, Londini, 1718.

(2) Désormeaux. Dict. de méd. en 21 vol., art. Puerpéral, t. XVIII, 1827.

célèbre discussion académique (1) où les savants ont diversement exprimé leurs opinions sur la nature de la fièvre puerpérale.

Les uns essentialistes avec P. Dubois, Guérard, Depaul, Tarnier, défendirent l'existence d'une affection générale comparable au typhus ; pour ces auteurs la maladie consiste dans une altération primitive du sang et les lésions inflammatoires que l'on constate à l'autopsie sont le résultat de l'état général.

Les autres localisateurs avec Bouillaud, Cazeaux, Velpeau, Cruveilhier, Pajot, Béhier, etc., voulurent voir une lésion locale primitive (métrite, phlébite, lymphangite, etc.,) à laquelle est subordonné un état général plus ou moins grave suivant les cas.

Trousseau se montre un brillant défenseur de la contagion et considère la plaie utérine comme le point de départ des accidents.

J. Guérin a comparé la plaie utérine à une plaie exposée à l'air.

Si l'on compare maintenant les conclusions si différentes des éminents membres de l'Académie on se convaincra sans peine du profond désaccord qui divise les savants.

Sans entrer dans les arguments sur lesquels s'appuient les défenseurs de ces deux doctrines diamétralement opposées, disons qu'aujourd'hui, essentialistes

(1) De la fièvre puerpérale, de sa nature et de son traitement. (Communication à l'Académie de médecine, par MM. Guérard, Depaul, Piorry, P. Dubois, Cruveilhier, Cazeaux, Velpeau, J. Guérin, Bouillaud, etc.). Paris, 1858, in-18 de 146 p.

et localisateurs, admettent tous un état général grave ou intoxication survenant chez les nouvelles accouchées par l'introduction dans l'économie d'une substance septique venue du dehors ou développée à la surface de la plaie utérine.

Cette introduction se fait, soit par la plaie utérine, ce qui est le cas le plus commun, soit par les voies respiratoires et digestives ce qui est l'exception.

Depuis que Van Swieten en 1763 a le premier comparé la femme accouchée à un blessé, un grand nombre d'auteurs, Trousseau, Pajot, J. Guérin n'ont cessé d'admettre sinon l'identité de la plaie utérine du moins son analogie parfaite avec les plaies chirurgicales.

M. le professeur Peter qui dans son second volume de cliniques (1) a consacré des leçons fort remarquables sur la fièvre puerpérale établit la justesse de cette comparaison.

La fièvre puerpérale ne sera dès lors qu'une complication soit de la plaie utérine, soit des déchirures du col, du vagin ou de la fourchette, de la même façon que la septicémie est une complication des plaies des membres et du tronc (2).

D'après cet aperçu historique et les opinions des auteurs sur la nature de la fièvre puerpérale — d'après les observations publiés jusqu'à nos jours, et comme le témoignent les autopsies que nous avons étudiées, nous

(1) Michel Peter. Leçons de cliniques médicales, t. II, 1879.
(2) Churchill. Maladies des femmes, p. 989. Année 1881.

nous croyons autorisé à nier l'existence de la fièvre puerpérale comme entité morbide.

CLASSIFICATION. — Cliniquement, il y a un grand intérêt, et c'est là aussi l'opinion de M. le professeur Pajot, à séparer les états morbides locaux multiples et inflammatoires, (métrite, périmétrite, phlébite, lymphangite, etc.) des états morbides généraux et infectieux dus à l'intoxication de l'économie par l'absorption de matières septiques dans l'organisme à travers les solutions de continuité qui existent toujours après l'accouchement dans l'appareil génital.

Parmi les inflammations locales, il faut distinguer les inflammations d'origine traumatique, franchement inflammatoires, plus au moins graves suivant l'importance des organes lésés et enflammés et qui surviennent en dehors de toute espèce de contagion ou d'épidémie à la suite de l'intervention chirurgicale par exemple, des inflammations d'origine infectieuse qui surviennent sous l'action irritative des produits septiques.

Nous admettons donc :

1° Des *inflammations locales* traumatiques ou infectieuses sans état général puerpéral.

2° Une *infection générale* puerpérale assimilable aux infections purulente et putride chirurgicales.

3° Enfin des *cas mixtes* dans lesquels le même agent morbigène détermine une inflammation locale et par son introduction dans le courant circulatoire cause l'infection générale.

D'après cette classification dictée par l'étude des différentes lésions que l'on trouve à l'autopsie on voit

comment nous comprenons les différents états morbides
englobés dans la mauvaise dénomination de fièvre puerpérale. Cette manière de voir a l'avantage, tout en restant fidèle à la vérité, de mettre l'accord entre les essentialistes et les localisateurs.

Une conséquence naturelle et très importante ressort
de cette classification : c'est que parmi ces états morbides que l'on considère à tort comme toujours infectieux et contagieux, il y en a qui ne le sont probablement point, tandis que d'autres le sont essentiellement.

Comme l'étude si controversée de la fièvre puerpérale
tout entière nous entraînerait trop loin, nous étudierons
dans ce travail les lésions locales d'origine lymphatique
de l'utérus et de ses annexes, sans cependant omettre
les principales notions qui se rattachent à l'infection
générale puerpérale.

Aussi à la fin de ce travail, dans un chapitre à part,
nous verrons en quoi consiste l'agent infectieux d'après
les nouvelles découvertes de M. Pasteur.

Nous y discuterons les voies par lesquelles il s'intro-
duit dans l'organisme.

L'étude de la lymphangite utérine est de date récente ;
c'est à Velpeau (1) que revient l'honneur d'avoir publié
la première observation d'angioleucite utérine puerpérale.

Plus tard la lymphangite utérine a été signalée par
Tonnelé, Nonat, Cruveilhier, Boivin, Dugès, Duplay,
Danyau, Al. Botrel et Berrier-Fontaine, récemment

(1) Velpeau. Archives de méd., 1824, 1 série, t. VI, p. 228.

cette étude a été complétée par M. Lucas-Championnière,
qui dans sa thèse a montré la part immense que jouent
les lymphatiques utérins dans la production des accidents puerpéraux. MM. les professeurs Béhier, Peter,
dans leurs cliniques en ont rapporté des cas remarquables.

Nous avons aussi consulté avec fruit les thèses fort
intéressantes de MM. Quinquaud et Doléris.

CHAPITRE II.

Les vaisseaux lymphatiques ont été parfaitement étudiés depuis quelques années. M. Lucas-Championnière, (1) dans une thèse remarquable, les divise en deux groupes bien distincts. Le premier est constitué par les lymphatiques *du corps de l'utérus* qui émergent du tissu musculaire et de la muqueuse. Le second comprend les lymphatiques *du col.* Ces deux groupes se dirigent vers les parties latérales de l'utérus, cheminent dans l'épaisseur des ligaments larges et accompagnent les vaisseaux utéro-ovariens et hypogastriques pour se rendre aux ganglions prévertébraux, lombaires, iliaques, hypogastriques et sacrés. Ces vaisseaux sont, comme l'avait signalé Cruveilhier, presque immédiatement sous le péritoine. De dimensions différentes, ils se dessinent pour la plupart à travers la transparence du péritoine surtout quand ils sont dilatés par le pus. Les vaisseaux du col plus nombreux à l'union du col et du corps forment un plexus développé au-dessus et en arrière du cul-de-sac vaginal latéral.

(1) Lucas-Championnière. Lymphatiques utérins et lymphangite utérine, 1870.

Les plus volumineux gagnent la face postérieure du ligament large. M. Lucas-Championnière a signalé au-dessus du cul-de-sac vaginal à l'union du corps et du col la présence d'un ganglion auquel il fait jouer un rôle important dans le développement des affections puerpérales.

D'après les recherches récentes de M. Léopold (1) les lymphatiques doivent être divisés en 3 classes :

1° Lymphatiques sous-séreux.
2° — de la couche musculeuse.
3° — de la muqueuse.

« Les vaisseaux lymphatiques situés dans le *tissu cellulaire* sous-séreux, présentent des ampoules, des nodosités, des valvules et envoient des ramifications dans les parties profondes.

Ils forment des groupes irréguliers sur les parois antérieure et postérieure de la matrice et présentent de grosses ampoules au niveau de l'insertion des trompes, sur lesquelles ils empiètent, en formant des réseaux allongés.

La TUNIQUE MUSCULEUSE renfermerait des vaisseaux lympathiques et des espaces lymphatiques limités les uns et les autres par le tissu conjonctif intermusculaire. On rencontre ces deux espèces de lymphatiques dans les trois couches qui composent la tunique musculeuse,

(1) Traité de l'art des accouchements de M. Tarnier et Chantreuil, 1882, p. 109. Archiv. fur Gynœkologie, 6⁰ édit., I Helft, 1873.

mais les espaces ont pour siège principal la couche interne.

Les vaisseaux lymphatiques s'observent surtout dans la couche externe et aussi dans la couche moyenne au voisinage des vaisseaux sanguins.

Les vaisseaux lymphatiques de la couche externe communiquent avec ceux qui sont situés dans le tissu cellulaire sous-séreux ; les espaces lymphatiques de la couche musculeuse interne sont en relation directe avec ceux de la muqueuse, comme d'autre part les espaces lymphatiques sont l'origine des vaisseaux lymphatiques, il s'en suit qu'il existe dans la paroi utérine une espèce de grand lac lymphatique.

Enfin la tunique muqueuse ne renferme pas de vaisseaux lymphatiques proprement dits.

On y rencontre seulement des espaces lymphatiques limités par les mêmes cellules endothéliales que celles qui entourent les vaisseaux sanguins et les glandes très nombreuses et très rapprochées de la muqueuse, auxquelles elles forment une gaine lymphatique (1). »

Mierzejewski, de St.-Pétersbourg (2), dans ses recherches sur les lymphatiques de la couche sous-séreuse de l'utérus, confirme ces recherches. Il insiste sur la richesse vasculaire de la face postérieure de l'utérus : les réseaux lymphatiques y sont si abondants qu'on pourrait croire à l'existence d'une sorte de tissu spongieux.

(1) Archiv. fur Gynœkologie, 6ᵉ édit.,I, Helft, 1873, Leipsig.
(2) Journal d'anat. et de physiologie, de Ch. Robin, t. XV, 1879.

Ces lymphatiques propagent très vraisemblablement
l'inflammation au péritoine, et ils forment souvent, dans
ce cas, une nappe purulente enveloppant l'utérus. Ces
lymphatiques forment un réseau à part, un réseau de
dérivation pour ainsi dire. Mierzejewski a vu des traînées partant de ce réseau pour traverser la séreuse péritonéale, et qui seraient des communications directes re-
liant la cavité péritonéale et les lymphatiques utérins.

Les vaisseaux sanguins n'existent pour ainsi dire pas
dans la couche sous-séreuse, ilssont plus profondément
situés ; aussi ne voit-on jamais les péritonites compli-
quer les phlébites. Mierzejewski n'a trouvé que de rares
ramifications de vaisseaux sanguins passant dans les
anses lymphatiques formées par les communications
que les lymphatiques séreux envoient aux lymphatiques
plus profonds.

Les lymphatiques, suivant cet auteur, présentent des
étranglements circulaires des parois en place de valvules, jusqu'à 50 μ. de diamètre.

Au delà de ce diamètre, les étranglements sont plus
prononcés, puis on trouve des valvules circulaires dans
les gros troncs. Entre les valvules circulaires, il en
existe d'autres placées obliquement, et qui donnent au
vaisseau lymphatique, quand elles sont rapprochées
l'une de l'autre, l'aspect d'un tube *contourné en spirale*
autour de son axe.

ANATOMIE PATHOLOGIQUE.

Après avoir lu les observations et les autopsies nombreuses données par les auteurs, et d'après nos autopsies personnelles nous essaierons de faire la description des lésions que l'on trouve chez les femmes qui succombent aux suites de couches pathologiques.

D'abord il faut classer les lésions qui correspondent aux formes diverses de la fièvre puerpérale. Il existe des lésions primitives, locales, de l'appareil utérin et de ses annexes, comme il en est d'autres secondaires et générales causées par l'introduction de l'agent septique dans l'économie et par l'altération du sang (septicémie, abcès métastatiques, etc...). Nous n'étudierons que les premisères ; nous verrons à propos de la pathogénie, que souvent elles sont la seule manifestation de l'infection.

Les anciens auteurs considéraient la péritonite comme la lésion la plus fréquente de la fièvre puerpérale. On sait, depuis les travaux de Velpeau, Cruveilhier, Botrel que la péritonite n'est pas la lésion initiale, mais qu'elle succède à la lymphangite utérine. Cruveilhier (1) a noté le rapport qui existe entre la péritonite et la présence du pus dans les vaisseaux lymphatiques.

« La présence du pus, dit-il, dans les vaisseaux lym-
« phatiques me paraît un fait fondamental dans l'his-
« toire du typhus puerpéral et de la péritonite puerpé-

(1) Cruveilhier. Atlas d'anatomie pathologique, IVe et VIe livraisons.

« rale. » — Ailleurs il ajoute : « La présence du pus
« dans les vaisseaux lymphatiques s'accompagne le
« plus souvent de péritonite. »

Lucas Championnière (1), dans sa thèse, confirme cette
manière de voir.

Nous commencerons dans par décrire les lésions de la
lymphangite et nous ne considérerons la péritonite que
comme une complication.

Utérus. — L'utérus est le point de départ de ces
lésions.

Il est volumineux et remonte plus ou moins haut au-
dessus du détroit supérieur. Le retrait qu'il a subi n'est
pas en rapport avec le temps qui s'est écoulé depuis
l'accouchement. Le plus souvent il a le volume de deux
poings, environ 15 à 18 centimètres de hauteur sur 5
ou 6 d'épaisseur.

Il est un peu flasque de consistance, mais il n'acquiert jamais la flaccidité et le ramollissement qu'on
observe dans la phlébite utérine et qui caractérise si
nettement les états infectieux.

La face interne de l'utérus est recouverte d'une couche visqueuse, d'un liquide rougeâtre et quelquefois purulent. Au niveau de l'insertion placentaire, il n'est pas
rare d'observer des ulcérations d'aspect et d'odeur gan-
gréneux. On remarque souvent sur la face interne de
l'utérus de petits points blanchâtres avec un orifice cen-
tral qui correspond à l'ouverture des lymphatiques pu-

(1) Lucas-Championnière, thèse citée.

rulents ; par la pression, on en fait sourdre du pus. Ces points purulents, régulièremeut disposés à la surface interne de l'utérus donnent quelquefois à cette surface un aspect varioliforme. Mais ce sont surtout les lésions du col qui sont constantes et presque toujours le point de départ de la lymphangite.

On doit attribuer leur importance à la richesse vasculaire du col.

Le col utérin est rouge, livide, œdémateux, ramolli et presque toujours il est le siège de déchirures transversales ; dans les culs-de-sac du vagin on observe quelquefois aussi des déchirures anfractueuses, comme Botrel l'a relaté dans ses autopsies. Ces déchirures ont été notées dans des cas où il n'y avait eu aucune intervention chirurgicale ; elles avaient été produites par le seul fait d'un travail prolongé. On les a constatées même avant l'accouchement.

Pour Lucas Championnière la déchirure de l'orifice interne du col est la plus importante à cause de sa situation déclive et de son contact continuel avec les lochies. Elle est également une source des accidents de la lymphangite.

Comme le montre Cruveilhier « une coupe verticale faite au col utérin est remarquable par deux ordres d'orifices, les uns pleins de pus, ce sont les orifices des vaisseaux lymphatiques, les autres vides et donnant du sang noir, ce sont les veines, lesquelles étaient dans l'état le plus parfait d'intégrité. » D'autres fois l'épaisseur du col est occupée par des abcès lymphatiques du volume d'une noisette, disposés circulairement en forme de chapelet.

Ces collections purulentes sont situées dans des ampoules lymphatiques dont la paroi est lisse; elles sont reliées les unes aux autres par de petites traînées purulentes. (Voir Obs. I).

SURFACE EXTERNE DE L'UTÉRUS. — Les lésions ne s'observent qu'à la face postérieure; dans les cas de péritonite « on observe à la partie postérieure une fausse membrane plus ou moins épaisse, en la grattant légèrement avec le tranchant d'un scalpel, dit Lucas-Championnière, on rencontre au-dessous un lymphatique purulent qui fait saillie. » Souvent on n'observe qu'un léger aspect dépoli de la surface péritonéale et quelques membranes extrêmement fines qui peuvent passer inaperçues; ces membranes recouvrent de petites granulations miliaires purulentes qui sont quelquefois la seule lésion appréciable.

Au-dessous du péritoine, se dessinent, d'après Botrel(1) « des lignes sinueuses superficielles, blanchâtres offrant des nodosités et des renflements; ce sont des vaisseaux lymphatiques superficiels pleins de pus présentant de distance en distance de véritables ampoules purulentes qui soulèvent la séreuse.

Ces dilatations ont le volume d'un gros pois, d'une noisette, quelquefois d'une amande ».

Un examen peu attentif pourrait les faire prendre

(1) Botrel. Mémoire sur l'angioleucite utérine, Arch. gén. de méd., 1845, 4° série, t. VII.

pour des petits accès du muscle utérin. Mais, comme le montrent (1) Duplay et Bernutz, ces descriptions d'abcès utérins doivent être rapportées à des collections purulentes vasculaires.

La distinction de ces abcès vasculaires de ceux de l'utérus est du reste facile si on regarde les parois du foyer qui sont lisses et pourvues quelquefois de valvules (Duplay). Si l'on fait maintenant une coupe de l'utérus on y voit le pus sourdre des vaisseaux lymphatiques dilatés et dont le volume peut atteindre celui d'une plume de corbeau suivant l'expression de Duplay.

Les lymphatiques du corps et du col qui présentent, comme on le voit, les mêmes lésions convergent de toutes parts vers les angles de l'utérus pour gagner les ligaments larges où ils semblent se perdre.

D'autrefois, au contraire, comme on le voit, dans les belles planches (I et II) de Cruveilhier, ils s'enlacent aux troncs des veines utérines et ovariques, et se portent de bas en haut pour aller se rendre aux ganglions lymphatiques situés au devant de la veine cave et de l'aorte. Souvent ils donnent et reçoivent des anastomoses des ovaires et des trompes. Cette relation intime de vascularisation lymphatique explique parfaitement la participation si fréquente de ces organes à l'inflammation utérine. Nous verrons les lésions du ligament large quand nous étudierons l'inflammation du tissu cellulaire.

(1) Duplay. Archives générales de méd., 1835, 2ᵉ série, t. VII.

ÉTAT DES PAROIS DES VAISSEAUX LYMPHATIQUES. — On a
donné l'épaississement et l'opacité des parois comme
signe de leur inflammation; coupées en travers, elles
s'affaissent incomplètement, ce qui tiendrait suivant
M. Hervieux à l'état d'artérialisation des vaisseaux.
M. Lucas-Championnière dit qu'on a pris pour l'épaississement des parois l'oblitération des vaisseaux lymphatiques qui est un fait commun.

Vus par leur surface interne, les lymphatiques apparaissent presque toujours blancs et brillants. La tunique interne est lisse et on n'y trouve nulle part de
vascularisation ni de pseudo-membranes adhérentes.

Cet état normal des parois a été noté aussi par Duplay,
Dugès et Danyau. Cruveilhier s'exprime ainsi à cet
égard : « Dans les vaisseaux lymphatiques, si vous éva-
« cuez le pus, vous diriez des vaisseaux parfaitement
« sains; excepté la dilatation, c'est, en général, la
« même transparence, la même absence d'injection que
« dans l'état normal. »

D'après les recherches histologiques récentes sur la
lymphangite des séreuses (1), sur une coupe on voit les
vaisseaux beants en forme d'étoiles irrégulières ; ils
sont dilatés et renferment soit un exsudat fibrineux,
soit du pus franc.

Leurs parois infiltrées de nombreux leucocytes deviennent friables et se laissent déchirer à la plus légère trac-
tion. L'infiltration est surtout abondante dans leur tunique externe.

(1) Article Lymphangite du dict. de Jaccoud.

Il peut s'y développer de petits abcès. Les lésions sont très marquées au niveau des valvules.

Velpeau (1) a montré que les parties intermédiaires aux valvules ont une tendance à se dilater et que, dans cette circonstance, les vaisseaux prennent la forme d'un chapelet.

Le contenu des vaisseaux lymphatiques est rarement coagulé.

Les coagulations fibrineuses, de couleur blanc jaunâtre, qui, suivant Virchow, sont de la lymphe coagulée, et qui occasionnent des thromboses lymphatiques analogues à la thrombose veineuse, en subissant les mêmes métamorphoses régressives (dégénérescence graisseuse) que le caillot veineux, sont exceptionnelles dans les lymphangites puerpérales.

Ce qui frappe l'anatomo-pathologiste c'est la purulence généralisée à tout le système lymphatique.

Le pus est bien lié, épais, crémeux et jaunâtre comme du pus phlegmoneux.

Tous les auteurs ont noté ces qualités du pus.

Voici en quels termes Cruveilhier s'exprime :

« Quant aux qualités du pus, elles sont celles du pus
« phlegmoneux : jamais dans les veines le pus ne m'a
« présenté le même aspect et la même pureté que dans
« les vaisseaux lymphatiques ; quelquefois, on rencon-
« tre au milieu de ce pus des concrétions fibrineuses in-
« colores ». On y voit de plus, au microscope de nombreux vibrions et des bactéries mobiles.

(1) Velpeau. Art. Angioleucite du dict. Encyclopédique.

Après les travaux de Tonnelé, Cruveilhier, Lucas
Championnière, on ne peut plus avoir le moindre doute
que « la présence du pus dans dans les vaisseaux lym-
« phatiques doit être considérée comme conséquence,
« non de l'absorption de ce liquide, mais de l'inflam-
« mation propre de ces vaisseaux ». (Cruveilhier.)

État des ganglions. — Voyons d'abord l'état de ce
petit ganglion situé à l'union du corps avec le col, immédiatement au-dessus du cul-de-sac vaginal latéral
auquel Lucas-Championnière fait jouer un rôle important. Son inflammation ne parait pas très fréquente, puisque même sur les 8 observations rapportées par Lucas-
Championnière, on ne la trouve mentionnée que deux
fois (obs. 5 et 8). Dans ces cas on le trouve suppuré.

Les ganglions lombaires, sacrés et iliaques présentent des états divers. Tantôt, ils sont sains, tantôt ils
présentent une simple rougeur et sont tuméfiés. D'autres fois, au contraire, ils sont atteints d'une véritable
infiltration purulente. Mais, si l'inflammation et la
suppuration arrivent de proche en proche jusqu'à atteindre les ganglions lombaires, ils ne franchissent
cette barrière que dans des cas bien exceptionnels pour
se propager aux ganglions qui circonscrivent le réservoir de Pecquet et au canal thoracique.

État du canal thoracique. — Si l'on recherche les cas
rares d'inflammation du canal thoracique, on voit que
Velpeau (1) n'a observé qu'une fois la suppuration du
canal thoracique à la suite d'une métro-péritonite sup-

(1) Velpeau. Arch. de méd., 1824, 1ᵉ série, t. VI, p. 228.

purée. Tonnelé l'a observée 2 fois (obs. 7 et 8), rappor-
tées aussi par Duplay. Nonat, dans sa thèse inaugurale(1), dit aussi l'avoir trouvée une fois, mais il ne cite
pas l'observation. Danyau, malgré tous le soin qu'il a
apporté dans ses recherches sur ce point, n'a jamais rencontré la suppuration du canal thoracique.

Cruveilhier « s'est assuré qu'aucun vaisseau émer-
geant des ganglions lombaires ne contenait du pus.

« Cette remarque s'applique à la plupart des cas de ce
« genre qu'il a eu l'occasion d'observer ».

Duplay dit aussi, « malgré toute l'attention avec la-
« quelle nous avons examiné le canal thoracique, dans
« tous les cas où du pus existait dans les vaisseaux lym-
« phatiques de la matrice, nous n'avons pas rencontré
« une seule fois cette altération au delà des ganglions
« lymphatiques de la région lombaire ».

M. Quinquaud cite une observation 12 où il existait du
pus dans le canal thoracique et des infarctus spléni-
ques, « mais, ajoute-t-il, il serait possible que de peti-
« tes veines purulentes de l'utérus eussent échappé à
« mon examen. »

On voit d'après ce qui précède qu'il est bien exceptionnel de trouver du pus dans le canal thoracique des
femmes qui ont succombé à la lymphangite utérine; et
dans ces cas on n'a jamais constaté des lésions viscéra-
les ayant la moindre analogie avec l'infection purulente.

La suppuration du canal thoracique qui existe cepen-

(1) Nonat. Thèse de Paris, 1832.

dant incontestablement a été vue surtout dans des cas de néphrite purulente (1).

Nous avons insisté sur ces détails pour bien montrer qu'on ne doit tenir aucun compte de l'inflammation du canal thoracique. Ce n'est pas par cette voie que se produit l'intoxication du sang qui complique si souvent la lymphangite utérine ; quant à la communication des lymphatiques ovariques et de la veine porte décrite par Botrel (2), pour l'expliquer, on nous permettra d'en douter, comme le fait l'auteur lui-même.

Pour compléter cette étude anatomo-pathologique, il nous reste à étudier les lésions concomittantes qui sans être indispensables, accompagnent très souvent la lymphangite : ce sont les lésions des trompes, des ovaires du tissu cellulaire (périutérin et des ligaments larges) et enfin la péritonite, de beaucoup la plus importante. Nous terminerons par l'étude des veines et des altérations qu'elles produisent.

TROMPES UTÉRINES. — Les trompes sont souvent enflammées : tuméfiées et allongées, on les voit souvent bosselées et contournées sur elles-mêmes (Siredey). Leur cavité est pleine de pus, et la muqueuse est injectée.

On a voulu expliquer la salphyngite par propagation de l'inflammation de l'utérus aux trompes ; mais Béhier et Lucas-Championnière font remarquer que l'inflammation occupe toujours la partie libre et externe du côté

(1) Andral fils. Arch. de médecine, 1824, t. VI, p. 50.
(2) Botrel. Arch. de méd., 1845, t. VII, 4e série.

du pavillon, le tiers interne du côté de l'utérus n'étant jamais enflammé et ne contenant pas de pus.

L'une des trompes, plus souvent les deux, sont enflammées, surtout dans leur partie moyenne (Alph. Guérin) (1). Les parois du conduit sont gonflées, vascularisées et se déchirent facilement; on peut rencontrer dans leur épaisseur des dépôts purulents qui sont plus abondants dans le tissu cellulaire sous-péritonéal.

La muqueuse qui les tapisse est rouge, boursouflée. Cette altération de la muqueuse rend la cavité des trompes irrégulière et légèrement anfractueuse. Cette cavité pleine de pus liquide et homogène atteint quelquefois le volume d'un œuf de pigeon. La coque d'enkystement est mince et se laisse facilement déchirer par la partie supérieure sous-péritonéale qui correspond au bord libre des trompes ; elle est au contraire fortement limitée à sa partie inférieure par le tissu cellulaire lardacé du ligament large. Les parties internes et et externes des trompes sont oblitérées.

Le pavillon est ordinairement déformé ; il adhère aux parties voisines et souvent à la face postérieure de l'utérus, ce qui tient, comme nous l'avons vu plus haut, à la disposition contournée des trompes.

Ovaires. — Les ovaires sont presque toujours hyperhémiés, volumineux. Tantôt c'est une simple infiltration sanguine avec de petits foyers sanguins apoplectiformes disséminés dans la substance de l'ovaire ; quelquefois

(1) Alph. Guérin. Leçons cliniques des maladies des femmes, Paris, 1878, p. 423.

ces foyers ont pour siège les vésicules de de Graaf (Hervieux); tantôt, c'est une véritable infiltration purulente diffuse ou en foyer. On a souvent cité des cas de fonte purulente des ovaires, dans lesquels une grande partie de l'ovaire était détruite et tombée en putrilage.

Suivant M. Hervieux, l'ovarite serait consécutive à l'inflammation de la veine utéro-ovarienne. A cause de la plus grande fréquence de la lymphangite et par suite des connexions nombreuses qui unissent les lymphatiques des ovaires et ceux de l'utérus, nous croyons plus simple d'admettre une cause lymphatique pour expliquer cette suppuration.

TISSU CELLULAIRE PÉRIUTÉRIN ET DES LIGAMENTS LARGES. — Le tissu cellulaire qui entoure les lymphatiques suppurés n'est jamais intact. Les phlegmons et la suppuration du tissu cellulaire s'expliquent aisément si on se rappelle la solidarité qui existe entre les lymphatiques et le tissu cellulaire.

Les travaux de Recklinghausen et de Ranvier, sur l'origine des vaisseaux lymphatiques semblent démontrer que ces vaisseaux communiquent à leur origine avec le tissu cellulaire ; celui-ci ne serait, dès lors, qu'un immense réservoir lymphatique, suivant l'expression de M. Lancereaux (1).

L'existence du phlegmon périutérin, c'est-à-dire l'inflammation du tissu cellulaire sous-péritonéal situé en avant et en arrière de l'utérus est extrêmement rare, et même contesté par M. Bernutz à cause de sa rareté ana-

(1) Lancereaux. Anat. pathol. des lymphatiques, 1879.

tomique sur les faces de l'utérus. Les phlegmons du tissu cellulaire des ligaments larges sont, au contraire, très communs. Ceux-ci sont infiltrés de cellules lymphoïdes et d'un liquide albumino-fibrineux. Leur tissu est tuméfié et lardacé sur les parties latérales de l'utérus et les parties avoisinantes du col; puis, il se produit une infiltration purulente dans les mailles de ce tissu. La suppuration se collecte en foyer sous forme d'abcès des ligaments larges mal limité et à parois anfractueuses. L'abcès des ligaments larges est souvent double; quand il ne siège que d'un côté, le plus souvent c'est à gauche, ce qui s'explique, comme le dit M. Noël Guéneau de Mussy, puisqu'il est presque toujours consécutif à la déchirure du col de l'utérus.

Or, on se rappelle que cette déchirure se produit à gauche par suite de la grande fréquence des présentations occipito-iliaques gauches.

L'inflammation peut s'étendre du tissu cellulaire des ligaments larges au tissu cellulaire de la fosse iliaque (abcès de la fosse iliaque).

Les abcès des ligaments larges s'ouvrent fréquemment dans le vagin, dans le rectum, dans le cæcum, dans la vessie, etc. Et comme leurs parois sont indurées et que leur cavité est souvent considérable, ils ne peuvent se cicatriser et donnent lieu à des suppurations interminables (obs. II).

Péritoine. — De toutes les lésions que nous avons décrites, il en est une plus fréquente et plus grave, inséparable de la lymphangite utérine; c'est la péritonite.

Le péritoine étant le plus grand sac lymphatique de

l'économie, on comprend la fréquence de son inflammation par propagation de la lymphangite utérine.
Cette inflammation est suppurative à cause de l'état de
leucocytose des femmes enceintes (Peter).

La phlegmasie débute toujours par la portion du péritoine qui recouvre l'utérus, c'est-à-dire par la portion
péritonéale qui est en connexion avec les lymphatiques
purulents de cet organe. Cette origine lymphatique n'est
plus niée aujourd'hui; on ne peut plus soutenir que
l'inflammation s'est propagée de l'utérus au péritoine,
puisque l'on sait que le muscle utérin n'est pas enflammé.

La péritonite n'est pas causée non plus par le passage
des liquides purulents de l'utérus dans le péritoine,
puisque l'inflammation des trompes s'y oppose. L'inflammation des trompes, à son tour, restant limitée à
la partie moyenne et oblitérant les autres parties du
conduit ne se propage pas, dans la généralité des cas,
au péritoine.

La péritonite d'abord limitée à l'excavation pelvienne
(pelvi ou métro-péritonite), se généralise le plus souvent
en entraînant rapidement la mort. L'état de la séreuse
est variable. Tantôt le feuillet pariétal ne présente qu'une
simple injection généralisée et des arborisations rouges.
Les lésions sont plus marquées sur le feuillet viscéral ;
le péritoine est dépouillé de son épithélium, légèrement
rugueux. On voit entre les anses intestinales tympanisées un exsudat qui les fait adhérer faiblement entre
elles. Tantôt et plus fréquemment on trouve dans les
parties déclives une grande quantité de liquide franche-

ment purulent, depuis quelques grammes à quelques litres. Le pus blanchâtre et épais s'accumule dans l'excavation pelvienne. Au-dessus de lui surnage un liquide roussâtre. Quand ce dernier est abondant l'épanchement prend alors un aspect louche particulier.

Des pseudomembranes purulentes, en forme de lambeaux verdâtres nagent au milieu de ce liquide. Des fausses membranes enveloppent l'utérus, surtout à l'endroit où le péritoine recouvre les lymphatiques suppurées ; elles indiquent que l'inflammation a été plus intense à ce niveau (Lucas-Championnière).

Dans tous les cas, il existe un tympanisme intestinal considérable qui, pour quelques auteurs (Grisolle), serait caractéristique dans la péritonite puerpérale.

Nous terminerons ce chapitre par l'étude des lésions veineuses et des altérations auxquelles elles donnent lieu.

Veines. — Il y a un parallèle à établir entre les lésions veineuses et les lésions lymphatiques. On sait que l'infection peut frapper les deux systèmes isolément ou simultanément. L'anatomie pathologique de la lymphangite simple ne comporte donc la phlébite qu'à titre de complication. Quand l'inflammation est très vive et qu'elle se propage au tissu cellulaire, on comprend qu'il se produise de la périphlébite et des coagulations à l'intérieur des veines, d'où leur oblitération dans une grande étendue. Ces lésions n'ont, du reste, pas grande importance, elles ne comptent pour ainsi dire pas, à côté de la suppuration si étendue du système lymphatique.

Mais à côté de ces lésions veineuses qui compliquentt la lymphangite simple, il en est de très graves qu'on observe dans les cas complexes quand l'agent infectieux a frappé à la fois le système lymphatique et le système veineux; ce qui est souvent la règle quand la fièvre puerpérale sévit dans les hôpitaux.

Ces lésions sont les mêmes que celles que l'on trouve quand le système veineux seul a été atteint sans inflammation du péritoine ni des annexes; leur importance est considérable puisque l'altération du sang en est la conséquence.

Le phlébite a été considérée par Béhier, Hervieux et Virchow, comme plus fréquente que la lymphangite; mais comme le fait remarquer M. Lucas-Championnière, si l'on a admis la fréquence aussi grande de la phlébite, c'est que le plus souvent on a pris pour des veines les lymphatiques enflammés.

Le savant professeur Béhier, dit-il, « recherche les veines purulentes précisément dans les points où les lymphatiques prédominent, aux angles utérins, sur les côtés du col, à l'union du corps avec le col. »

Les sinus utérins et les veines utérines sont enflammés; les conditions défavorables dans lesquelles se trouvent les vaisseaux distendus et contus pendant le travail de l'accouchement ; l'état de leurs orifices béants et déchirés qui sont en contact avec des matières putrides, des débris placentaires et des caillots en voie de putréfaction expliquent facilement l'origine de la phlébite. Les sinus utérins au niveau de l'insertion du placenta, les veines utérines et utéro-ovariennes sont at-

teintes. La phlébite peut gagner les veines du bassin.
On a vu le plexus prévésical de Santorini, les plexus
pampiniformes et les plexus latéraux de l'utérus contenir
des caillots puriformes (obs. 14 et 17, Quinquaud).

Sur une coupe du tissu utérin on voit le pus sourdre
par les orifices des sinus et des veines qu'il est facile de
distinguer des lymphatiques; ces derniers se reconnais-
sent par leur position superficielle, l'amincissement de
leurs parois, leur aspect moniliforme et la présence de
valvules.

Les parois des veines, tantôt ne présentent aucune
trace d'inflammation; tantôt elles sont épaissies, fra-
giles. Leur surface interne est alors injectée, inégale,
tomenteuse et souvent tapissée par une couche blanchâtre ou grisâtre (Cruveilhier), qui est formée par des
granulations graisseuses. Souvent leur cavité est pleine
de pus. Dans la paroi de l'endothélium on trouve des
colonies de microbes sous forme de petits points analogues à un sable fin infiltrant la paroi vasculaire, la sou-
levant et dessinant un semis de petits nodules miliaires (Doleris) (1).

Nous n'insisterons pas sur les lésions de la phlébite
bien connues et parfaitement décrites par Troisier
(Thèse d'agrégation, 1880).

(1) Doléris. Thèse de Paris, 1880. De la fièvre puerpérale.

Lésions secondaires et éloignées dues à l'infection générale.

Il ne nous répugne pas d'admettre la possibilité de la propagation du processus inflammatoire du péritoine à la plèvre, surtout depuis les recherches modernes qui montrent que les cavités de cette séreuse communiquent avec les réseaux lymphatiques du diaphragme (Lancereaux). Le cas se voit avec une grande netteté dans une observation de M. le professeur Peter (voir chap. III, obs. V).

Mais comment expliquer la pleurésie suppurée sans péritonite? Nous croyons que le plus souvent la pleurésie doit se ranger parmi les lésions de l'infection générale puerpérale; comme les péricardites et les méningites qui ne peuvent être attribuées à d'autre cause; car, comme le dit M. Peter, « il n'y a pas lieu d'invoquer la transmission de l'inflammation par voie de contiguité de l'utérus au péritoine et de celui-ci aux méninges. »

De même l'altération du sang et les abcès métastatiques sont des lésions de l'infection.

On n'a jamais prouvé que dans les cas de lymphangite suppurée, le sang contienne du pus, comme cela a lieu dans le cas de phlébite suppurée (Lancereaux). Cruveilhier avait déjà fait remarquer la coïncidence fréquente des abcès du foie, des poumons, des synoviales, dans les phlébites, alors qu'il ne les observait pas dans les lymphangites.

Observation I.

Lymphangite avec phlegmon du ligament large et péritonite.
Mort le septième jour.

La nommée V..., entrée à la Clinique le 9 janvier, âgée de 20 ans, multipare.

Accouchement le 28 janvier après céphalothripsie : le soir, frisson, fièvre, T. 40, vomissements, douleur abdominale très vive, surtout à droite; tympanisme, etc. Morte le 3 février.

Autopsie. — Le 4 février.

A l'ouverture de *l'abdomen*, les anses intestinales font hernie, elles sont distendues par une énorme quantité de gaz. L'intestin grêle acquiert le volume du gros intestin. Ces anses sont très faiblement agglutinées entre elles par un exsudat fibrino-purulent; pour les voir, il faut arracher le grand épiploon qui leur adhère dans toute son étendue. Le feuillet péritonéal qui les recouvre est terne et granuleux; ou voit au-dessous de lui une injection vasculaire très prononcée; à la surface du foie on trouve quelques membranes purulentes, non adhérentes, on en observe également sur la rate. L'excavation pelvienne est remplie par une grande quantité de liquide louche qui s'écoule à l'ouverture des parois abdominales; il tient en suspension de nombreuses membranes verdâtres. On peut évaluer à trois litres la quantité du liquide. Le feuillet pariétal ne présente que de nombreuses arborisations.

La face postérieure de *l'utérus* est recouverte de pseudo-membranes.

L'utérus a le volume de deux poings, environ 14 centimètres de longueur sur 5 d'épaisseur.

La face interne montre les traces de l'insertion du placenta près de la trompe gauche, toute cette face est recouverte d'un enduit grisâtre et d'odeur fétide.

Près du col, circulairement disposées, se trouvent trois à quatre plaques d'infiltration purulente de un demi-centimètre de diamètre environ. Au centre d'une de ces plaques située à droite se trouve un orifice qui mène dans un foyer purulent du ligament large.

Le ligament large du côté droit est occupé par un foyer purulent du volume d'un œuf de poule, le pus est crémeux, jaunâtre et homogène.

L'ovaire situé dans l'épaisseur de cet abcès est presque complètement détruit; la trompe fait partie des parois de l'abcès. Les deux faces externes du ligament large sont lisses et ne présentent, ni altération appréciable, ni perforation qui put expliquer la péritonite. Le ligament large du côté gauche est légèrement épaissi. En coupant l'utérus on voit partir des plaques situées à l'insertion du col sur le corps, de petites traînées purulentes limitées par la tunique interne des lymphatiques, qui est lisse et ne paraît nullement altérée.

Ces traînées se perdent dans le foyer purulent du côté droit et dans le ligament large du côté gauche où nous n'avons pu les suivre.

Le corps de l'utérus ne présente nulle part de traînées purulentes.

Le muscle est ferme.

Les veines du côté gauche ne présentent aucune trace d'inflammation. Elles sont gorgées de sang, à droite où elles forment la paroi interne de l'abcès, elles sont oblitérées, au-dessus de l'oblitération on trouve des caillots noirâtres, puis du sang liquide.

Nulle part on ne trouve de pus.

Les ganglions lombaires sont volumineux, à la coupe ils ne présentent rien de particulier. Le foie est gros, la rate normale, les reins légèrement congestionnés.

Thorax. — Quelques adhérences pleurales lâches et anciennes du côté droit, pas de liquide dans les plèvres qui sont saines.

Les deux poumons sont congestionnés à leur base.

Le cœur ferme et rouge contient un caillot cruorique dans son ventricule droit. Les valvules sont saines.

Rien à l'encéphale.

OBSERVATION II.

Phlegmon suppuré du ligament large, ouvert dans la vessie et le cœcum. Dégénérescence amyloide du foie et de la rate.

La nommée P... (Marie), âgée de 23 ans, est entrée à la clinique le 11 octobre 1881.

Elle accouche le 15 novembre d'une fille qui meurt de convulsions le troisième jour.

A la suite de son acccouchement elle est prise de frisson, fièvre, vomissements. Douleur abdominale très vive. — Phlegmon du ligament large du côté droit.

Suppuration chronique par la vessie, le rectum. Cette suppuration intermittente s'accompagne de poussées congestives.

Mort le 9 août 1882, le dixième mois, de cachexie.

Nécropsie le 10 août 1882.

Œdème considérable des membres inférieurs, sans thrombose cependant des veines fémorales qui contiennent un sang noir et fluide. Bouffissure des paupières.

Pas de tympanisme abdominal. Les intestins et le mésentère sont chargés de graisse.

Le *grand épiploon* adhère à la paroi abdominale antéro-inférieure, en avant de la vessie où se trouve une cavité kystique remplie d'un liquide grisâtre et à odeur stercorale (environ un verre).

La *paroi antérieure* est formée par le grand épiploon et la paroi abdominale qui présente une coloration ar doisée. La paroi *postérieure* de la cavité est constituée par la vessie et l'intestin grêle qui sont gris ardoisé.

A *droite* cette cavité communique, par un orifice rond de 1 centimètre de diamètre et situé devant l'ovaire droit, avec une cavité anfractueuse du ligament large du côté droit.

Cette *cavité*, creusée au centre d'un tissu induré, a le volume d'un œuf de poule ; elle se prolonge au-dessous de l'ovaire et du ligament de l'ovaire vers le cæcum. Au niveau du cæcum adhérence intime et coloration grise uniforme. Du côté du cæcum, on voit une cicatrice qui correspond à un ancien trajet fituleux oblitéré.

La vessie adhère par sa partie postéro-supérieure avec

l'utérus, au-dessous de cette adhérence, on trouve une cavité grisâtre mettant en communication le liquide de la cavité du ligament large droit avec une cavité grosse comme une noisette, située au centre du ligament large du côté gauche.

La *cavité* a donc la forme d'un fer à cheval partant du ligament droit pour passer entre la face antérieure de l'utérus et la face postérieure de la vessie et allant se terminer au centre du ligament gauche.

Ce fer à cheval avait deux prolongements. *Un* situé dans la cavité prévésicale, que nous avons décrit tout d'abord et dont l'orifice de communication se trouvait en haut et à droite. Un *deuxième* prolongement situé derrière l'ovaire et allant vers le cæcum avec un orifice de communication à droite et en arrière placé à la partie supérieure.

La cavité ou corps du fer à cheval, placée entre la vessie et l'utérus présentait à droite un petit trajet fistuleux, permettant d'introduire une sonde cannelée dans la vessie.

Les *reins* jaunes, volumineux, se décortiquent facilement. A droite dans la substance corticale on trouve 5 à 6 infarctus grisatres anciens. Ils sont de forme conique et situés à la périphérie.

Système *intestinal* semble normal. *Foie* gros; sa capsule transparente donne une sensation savonneuse particulière. A la coupe on y constate la présence de grains amyloïdes transparents.

La *rate* est grosse, très dure, granuleuse et présente

de nombreux grains brillants de dégénérescence amyloïde (rate sagou).

Œdème pulmonaire. — Caillots fibrineux dans le ventricule droit du cœur qui est petit et flasque.

OBSERVATION III.

Tumeur fibreuse de la lèvre postérieure du col de l'utérus. Lymphangite. Phlébite. Abcès métastatiques du poumon droit. Arthrite purulente de l'épaule droite. Infection purulente.

La nommée M..., entrée à la clinique le 11 janvier 1882. Section chirurgicale de la tumeur et accouchement le 12 janvier.

Les jours suivants, quelques douleurs de ventre. Fièvre sans frissons. Fétidité des lochies. Le 17 janvier, douleur vive et persistante de l'épaule droite. Puis, grands frissons répétés, sueurs. — Le 12 février, hépatisation du poumon droit. Le sang examiné par M. Doléris présente de nombreuses bactéries.

Mort le quarantième jour de sa maladie (21 février).

Autopsie le 22 février 1882.

Ouverture de l'abdomen. — Pas de liquide dans la cavité péritonéale. Le péritoine est sain. Estomac et intestins ne sont pas ballonnés. Le mésentère présente une couche graisseuse de l'épaisseur de 3 centimètres.

L'utérus est volumineux, sa longueur est de 10 centimètres environ.

Sa face postérieure semble lisse. Par un examen

attentif, on constate cependant la présence de trois ou quatre petites membranes excessivement fines qui adhèrent par une extrémité à l'utérus, tandis que l'autre extrémité est libre et flotte quand on plonge l'utérus dans l'eau. Ces membranes ont au plus 4 à 5 millimètres de longueur.

Au-dessous de ces membranes, on voit 3 à 4 petits nodules miliaires blanchâtres qui soulèvent le péritoine et qui sont formés par des gouttelettes de pus. Ces gouttelettes sont situées dans les lymphatiques sous-séreux ; nous n'avons aucun doute à cet égard.

A la coupe de l'utérus, se trouve enchassée dans la lèvre postérieure du corps une tumeur du volume d'une petite orange, présentant des nodosités dont le centre est occupé par des foyers hémorrhagiques. La surface interne utérine tout entière est couverte d'un enduit grisâtre très fétide. A la coupe le tissu utérin du corps montre quelques traînées purulentes situées dans l'épaisseur du muscle et qui se dirigent vers les angles de l'utérus. Nous avons trouvé également du pus dans quelques veinules situées à l'angle droit de l'utérus. Les veines utéro-ovariennes et hypogastriques étaient remplies de sang, on n'y trouvait pas trace de pus.

Les ganglions sont sains.

Pas de pus dans les trompes, rien à noter dans les ligaments larges et les ovaires.

Les reins. — Sont augmentés de volume et se décortiquent facilement. Ils présentent à la coupe de nombreuses stries rouges qui tranchent sur la coloration jaunâtre de la substance corticale.

Les bassinets sont dilatés et remplis d'urine trouble. Sur leur muqueuse on observe un piqueté rouge intense.

Le foie est gras et congestionné. On voit à sa face inférieure un infarctus hémorrhagique récent de forme conique.

La rate est de volume normal, lie de vin et se laisse déchirer facilement.

Dans la *cavité pleurale* gauche, 100 grammes de sérosité jaunâtre, adhérences lâches et anciennes du poumon gauche au thorax.

Poumon gauche. — Nombreuses ecchymoses sous-pleurales ; à la surface du poumon quelques îlots de lobules emphysémateux de 1 à 2 centimètres de diamètre, qui tranchent par leur coloration blanchâtre sur le fond noirâtre du lobe inférieur congestionné. Lobe supérieur normal, lobe inférieur mou, ne crépitant plus, plonge dans l'eau, une coupe en montre la coloration uniformément noire, la pression en fait sourdre du sang.

Bronches ont une muqueuse rouge desquamée, les parois sont tapissées par une couche pseudo-membraneuse de pus.

A *droite*, plèvre rouge avec arborisations et ecchymoses ; adhérence du lobe moyen au thorax ; un peu de liquide séro-fibrineux transparent dans la cavité pleurale.

Lobe supérieur normal ; lobe moyen et inférieur forment une masse compacte, grisâtre. — A la coupe aspect marbré, granité de l'hépatisation grise. — La pression en fait sortir du pus, à la partie supérieure du lobe inférieur, sous la plèvre, se voient de petits abcès métastatiques enkystés au nombre d'une dizaine, ils ont un volume qui varie depuis celui d'un pois à celui d'un grain de millet.

Cœur, flasque, chargé de graisse, muscle décoloré et friable, les cavités dilatées sont remplies de sang noir et visqueux. Dans le ventricule gauche, caillot fibrineux se prolongeant dans l'aorte jusqu'à la naissance de la sous-clavière gauche. Le ventricule droit est dilaté et contient un caillot fibrino-cruorique qui se prolonge dans l'artère pulmonaire. Les valvules sont saines.

Nous n'avons pu ouvrir *l'articulation scapulo-humérale droite*, mais en la ponctionnant, il en est sorti du pus.

CHAPITRE III

Dans le premier paragraphe nous étudierons la lymphangite puerpérale simple ; nous verrons les cas d'infection, la vraie fièvre puerpérale, dans un deuxième paragraphe. Ces cas d'infection sont la pyohémie que nous passons rapidement en revue, et les septicémies que nous verrons dans la pathogénie plus complètement.

Notre troisième paragraphe contient les cas de lymphangite compliquée d'infection; ce qui est malheureusement la règle en clinique.

Nous avons adopté, dans ce chapitre, le plan suivi par nos maîtres dans leurs ouvrages (Trousseau, Peter). Nous plaçons en tête de chacun de nos paragraphes une observation que nous discutons ensuite et avec laquelle nous exposons la symptomatologie, aussi complètement que nous le pouvons.

§ 1.

OBSERVATION IV.

Fièvre puerpérale. Mort le neuvième jour. Pour toute lésion cadavérique, pus dans les vaisseaux lymphatiques (1).

Girardot (Marguerite), 26 ans, fortement constituée,

(1) Cruveilhier. Maladie de l'utérus et des ovaires, 13ᵉ livraison.

entrée à la Maternité le 2 mai 1831, accouche le même jour après un travail de neuf heures (l'épidémie avait complètement cessé); état très satisfaisant le 3 et 4, matin; le soir du 4, frisson qui dure une demi-heure et est suivi de sueur et de céphalalgie.

Le 5, à la visite, fréquence dans le pouls; la compression exercée à la région hypogastrique y développe une légère sensibilité.

Prescription : 30 *sangsues. Cataplasmes émollients. Bains de siège, gomme édulcorée : Diète.*

Le soir, vomissements de matières verdâtres, plusieurs selles en diarrhée; le 6, pouls fréquent, développé, face rouge; céphalalgie intense ; hypogastre douloureux à la pression; la toux et les mouvements y développent de la sensibilité; soif; chaleur; sécrétion laiteuse. *Saignée au bras. Bain de siège émollient. Cataplasme émollient. 20 sangsues conditionnelles, qui furent appliquées.* Le 7 céphalalgie moindre; vomissements bilieux; douleur à l'hypogastre et à la fosse iliaque gauche; pouls fréquent à 128 ; les nausées, les efforts de vomissements et les vomissements surviennent au moindre mouvement, à la moindre ingestion de boisson.

20 sangsues. Bain de siège émollient. Potion avec bi-carbonate de soude. Limonade citrique.

Les 8, 9, 10, point d'amélioration; face altérée, jaunâtre, douleur légère et tuméfaction à la région hypogastrique et surtout à gauche; Il faut une pression assez forte pour développer la sensibilité. Du reste, l'abdomen n'est nullement ballonné. Le pouls est faible et fréquent, à 128.

Demi-potion calmante pour la nuit. Bain de siège.

Le 11, la malade se croit très bien, demande instamment à manger ; loquacité : je suis obligé de lui imposer silence. Le pouls est petit, fréquent, à 120 ; l'abdomen est volumineux, mais souple, indolent. Plus d'envies de vomir, trois selles en diarrhée.

Demi-potion calmante, trois bouillons, confitures. Bain de siège.

Le soir, pouls extrêmement petit et fréquent ; agitation pendant la nuit ; insomnie ; une selle en diarrhée.

Le 12, le pouls est devenu misérable, il est d'ailleurs entièrement fréquent ; abdomen insensible à la pression, léger délire.

Potion avec sulfate de quinine, 12 grains. Deux vésicatoires à la partie interne des cuisses.

Le 13, délire violent qui oblige de fixer la malade dans son lit ; ce délire est diminué à l'aide d'une potion calmante ; mort à huit heures du soir, le onzième jour de l'accouchement et le neuvième de l'invasion.

Ouverture du cadavre, le 14 matin, douze heures après la mort.

Point de péritonite ; point d'inflammation du tissu cellulaire sous-péritonéal. Les vaisseaux lymphatiques superficiels de l'utérus forment des cordons noueux, le long des faces et des bords de cet organe et le long de la veine ovarique du côté gauche. Le pus cesse brusquement dans cette veine au niveau du détroit supérieur et par conséquent n'atteint pas les ganglions lombaires. Ces vaisseaux ouverts donnent issue à un pus qui jouit d'une certaine consistance, et au milieu duquel se voient

quelques concrétions blanchâtres élastiques, assez sem-
blables au coagulum qu'on rencontre dans les veines.
Plusieurs de ces vaisseaux lymphatiques aboutissaient
aux ganglions qui occupent le trou sous-pubien. Les
parois des vaisseaux étaient entourées d'un tissu cellulaire dense, et les orifices des coupes de ces vaisseaux
ne l'affaissaient pas complètement.

En coupant l'utérus par couches minces, successives,
on voyait une multitude d'ouvertures pleines de pus;
ces ouvertures appartenaient, non à des veines, mais à
des vaisseaux lymphatiques, lesquels formaient des
aréoles entre les diverses couches de l'utérus. Les veines
étaient dans l'état le plus parfait d'intégrité. La face
interne de l'utérus, les cotylédons utérins étaient re-
couverts d'une couche noirâtre pseudo-membraneuse;
les veines de ces cotylédons étaient remplies de sang.

Les ovaires, les trompes, tous les organes de l'abdomen, du thorax et le cerveau, étaient dans l'état le
plus parfait d'intégrité.

La lymphangite utérine simple est peu connue, et
pour cause. Il est tout à fait exceptionnel de voir une
semblable lésion se limiter ainsi, sans que l'inflammation
se propage au tisu cellulaire des annexes ou au péritoine.

L'observation que nous citons est le seul exemple,
rapporté par Cruveilhier dans son anatomie pathologique, de fièvre puerpérale où l'autopsie n'a montré
« pour toute lésion du pus que dans les vaisseaux lymphatiques ».

Observation V.

Lymphangite utérine avec péritonite et pleurésie par propagation
Mort du 5ᵉ au 6ᵉ jour. (1)

G. (Ernestine), entrée à l'hôpital le 17 mars 1881,
primipare ; elle accoucha le jour même de son entrée ;
il y avait une présentation du sommet, le travail dura
dix heures, sans accidents.

Le lendemain et le surlendemain, l'état resta satisfaisant, mais, dans la nuit suivante, la malade ressentit
de violentes douleurs abdominales, ce qui l'empêcha
de dormir et, le matin, elle fût prise de légers frissons.
A la visite, on trouva l'utérus douloureux à la pression
dans sa totalité, mais la corne droite était plus douloureuse que la corne gauche. Il n'y avait pas de vomissements , mais une céphalalgie assez vive ; la langue
était blanche, le teint un peu jaunâtre, et déjà le matin
la température axillaire était de 40,3.

Je fis appliquer six ventouses scarifiées sur le bas-
ventre; le soir, l'utérus était moins douloureux, mais
le mal de tête persistait. La température était de 40,1 ;
il y avait 122 pulsations et 24 respirations par minute.

Le lendemain, 21 mars, la malade nous raconta
qu'elle n'avait pas dormi, la langue était blanchâtre,
sur les bords et rouge à la pointe. L'utérus était encore
douloureux dans sa totalité ; le péritoine paraissait sain

(1) Clinique du prof. Peter.

Danopoulos.   4 à gauche, mais, à droite, il était douloureux jusqu'au diaphragme. Le soir, il y avait ballonnement du ventre et diarrhée abondante; la manifestation typhoïde s'accusait donc du côté de l'intestin.

On trouvait de l'albumine dans les urines, mais en petite quantité. La diarrhée affaiblit la malade, qui peut à peine parler.

Le 22, il y avait de la submatité dans le cinquième inférieur du poumon des deux côtés, et, dans ces mêmes points, on n'entendait pas le bruit de la respiration.

Le 23 mars, comme nous cherchions la pleurésie chez notre malade, nous l'avons trouvée; à la base du thorax et du côté droit, nous avons entendu un souffle naissant. La malade n'avait pas de vomissements spontanés, mais elle vomissait tout ce qu'elle prenait.

(A partir de ce moment, on peut dire que la situation est très grave. Le péritoine est pris dans sa totalité. Il y a sidération du plexus solaire, ce centre de la vie végétative).

Le 24 mars, il y avait dans les urines un léger nuage albumineux; la malade était dans un abattement considérable et elle ne sentait plus ses souffrances, ce qui est toujours un signe très grave. La langue était très sèche et fendillée ; et la dyspnée s'accusait par 60 respirations à la minute.

Le 25 mars, le pouls était très faible, la langue sèche, la figure congestionnée; il y avait des sueurs froides. Ce même soir, la malade mourut vers les quatre heures du soir.

Elle avait été prise dans la nuit du 19 au 20 mars, elle a donc eu cinq jours et demi de maladie.

A l'autopsie, on trouva dans le péritoine 1,500 grammes d'un liquide brun rougeâtre, contenant des flocons jaunâtres fibrino-purulents, qui entouraient l'ovaire et la corne utérine du côté droit. De là, ils se prolongeaient jusqu'au foie et au diaphragme, par une longue traînée, indiquant le chemin suivi par l'inflammation. L'utérus dépassait le pubis d'un travers de doigt ; sa partie droite était manifestement plus enflammée que la gauche. On ne trouvait rien de particulier à sa surface interne. La pression ne faisait sourdre aucune goutte de pus des sinus utérins, mais un examen plus attentif montrait quelques gouttelettes de pus dans les lymphatiques du ligament large droit. Ceux-ci, poursuivis jusque dans leur trajet le long des vaisseaux utéro-ovariens, laissaient apercevoir quelques nodosités jaunâtres formés par un peu de pus. L'ovaire droit présentait dans son parenchyme une infiltration séro-purulente.

Les intestins étaient distendus par des gaz, ils étaient poisseux, injectés ; quelques anses adhéraient déjà entre elles. Le foie, gras, était recouvert de flocons jaunâtres qui se prolongeaient jusqu'à la face péritonéale du diaphragme.

Les plèvres contenaient de 100 à 150 grammes d'un liquide louche. La portion de la séreuse qui tapisse le diaphragme et la partie inférieure du poumon était couverte d'une fausse membrane jaunâtre. Les reins avaient leur volume normal. La substance médullaire était saine, mais la substance corticale était blanchâtre et fortement anémiée. Le cœur et le péricarde étaient sains.

Dans cette observation, on voit que la malade était *primipare*.

Tous les auteurs sont d'accord pour admettre que les primipares sont beaucoup plus prédisposées à la lymphangite que les multipares.— Sur 190 décès, M. Hervieux a noté 119 primipares.

Les raisons qui expliquent cette prédominance sont la longueur du travail et les déchirures fréquentes du col chez les primipares. Un travail prolongé favorise tellement le développement de la lymphangite que tous les auteurs donnent le conseil, surtout en temps d'épidémie, d'intervenir avec le forceps, et dès que la moindre douleur se manifeste sur les parties latérales de l'utérus (Lucas-Championnière). Une intervention sage expose bien moins aux accidents qu'un travail prolongé.

Le *début* de la maladie varie de quelques heures à quatre jours après la délivrance.

Ici la maladie a commencé le troisième jour, c'est donc la règle; rarement on l'a vue débuter après le cinquième jour. Il est des cas dans lesquels ce début s'est déclaré avant l'accouchement, à cause probablement des déchirures du col qui se produisent avant l'accouchement (voir page 21). Ces déchirures sont causées par des touchers répétés et faits sans ménagements. (Lucas-Championnière.)

Dans l'observation qui précède, il n'y a pas eu de prodromes; la maladie s'est déclarée brusquement dans la nuit. La lymphangite s'est compliquée de péritonite purulente, ce qui est la règle comme l'avait fait remarquer Cruveilhier : « La lymphangite purulente s'accompagne presque toujours de péritonite et de phlegmon diffus du tissu cellulaire sous-péritonéal. » L'*absence de prodromes* est la règle ; quelquefois les femmes présentent après l'accouchement, pendant les quelques jours qui précèdent le début, un peu de malaise, de l'anorexie, un état saburral de la langue, et surtout une élévation anormale du pouls. Ce dernier signe est d'importance capitale; il doit être surveillé attentivement. Il n'y a pas encore dans cette période prodromique de douleur abdominale spontanée ou provoquée, qui caractérise avec le frisson le début brusque de la maladie.

La *douleur abdominale* extrêmement vive, qui est précédée ou suivie pour quelques auteurs par un frisson initial, ouvre la scène. Cette douleur ne manque jamais dans la lymphangite et l'inflammation péritonéale qui la complique; elle est constante. Les auteurs ne sont pas d'accord sur le début de son apparition. Suivant M. Hervieux, elle apparaît soit pendant le frisson, soit aussitôt après, rarement avant. M. Tarnier (1) pense qu'elle naît le plus souvent après le frisson. M. Béhier (2), qui attache une importance capitale à la douleur et la

(1) Thèse de Paris, 1857.
(2) Béhier. Clinique médicale, p 541, 64.

considère à tort comme déterminée par la phlébite, odmet qu'elle précède toujours le frisson.

Les caractères spéciaux de cette douleur sont parfaitement indiqués par Lucas-Championnière; suivant cet auteur et la généralité des autres, la douleur est due à l'inflammation des lymphatiques.

En effet, son siège vient à l'appui de cette opinion. A l'aide de la palpation, on peut localiser la douleur à l'angle utérin et autour des annexes, au niveau du ligament large, précisément à l'endroit où nous avons vu l'inflammation des vaisseaux lymphatiques et du péritoine être plus intense. La durée et l'intensité de cette douleur sont variables; d'abord très vive, au point que les malades redoutent la moindre pression, elle devient vite spontanée. Les malades retiennent leur respiration, car les mouvements du diaphragme rendent les douleurs intolérables. L'intensité de la douleur décroît généralement au bout de vingt-quatre à quarante-huit heures, et même elle disparaît complètement. Chez quelques malades, elle est faible et ne se révèle que par la pression.

Lucas-Championnière recommande de prêter attention à sa persistance, qui annonce une complication péritonitique. La douleur alors s'étend et s'irradie successivement dans tout le ventre; des fosses iliaques elle gagne la zone ombilicale, l'hypogastre, les flancs, l'épigastre et les deux hypochondres. En un mot, la péritonite se généralise par des poussées successives.

M. Lucas-Championnière insiste sur un signe de grande valeur, le toucher vaginal, qui fait constater

que les culs-de-sac latéraux sont douloureux et présentent une induration particulière et un œdème déterminé
par la lymphangite.

Le lendemain, la malade fut prise de légers *frissons*.
Nous avons vu la relation qui existe entre l'apparition
de la douleur et le frisson du début, et nous croyons
que ce mode doit être regardé comme fréquent, car le
frisson n'indique que l'invasion d'un état fébrile ; il doit
en être le prélude. L'inflammation primitive est la cause
de cet état fébrile ; il est donc tout naturel de penser
que la douleur doit précéder le frisson. Le frisson était
unique et léger ; c'est en effet un des caractères du frisson de la lymphangite d'être unique et de ne durer que
quelques minutes. Quelquefois il n'existe qu'un léger
sentiment de froid très fugace, et qui peut passer ina-
perçu si on ne surveille pas la malade ; il peut même
manquer complètement. D'autres fois, c'est un frisson
partiel borné aux bras, aux jambes, aux pieds (Hervieux). Mais le plus souvent, et surtout quand la péritonite est généralisée, le frisson du début est violent, il
s'accompagne de claquement de dents et de tremble-
ment du corps. Il dure une demi-heure, quelquefois
une ou deux heures et même davantage, cinq, six heures
(Peter).

En même temps que la douleur et le frisson, notre
malade présente un *pouls* fréquent, 112 pulsations par
minute, et une température de 40°,5 le matin, 40°,1 le
soir. La valeur séméiologique du pouls est considérab e
pour le diagnostic, et surtout pour le pronostic.
M. Hervieux dit : « que l'accélération du pouls donne

constamment la mesure de l'intensité du mal, elle est proportionnelle au degré de la phlegmasie péritonéale. » Cruveilhier avait déjà remarqué sa gravité dans la lymphangite en disant que la fréquence du pouls est un signe mortel; il cite en effet des observations de lymphangite compliquée de péritonite où le pouls était à 140, et la malade mourut en vingt-quatre ou quarante-huit heures (obs. I et II).

Le pouls présente chaque soir une amélioration très marquée.

M. Hervieux fait remarquer que le pouls dur, fort et résistant, est fréquemment observé. Dans la période ultime de la maladie, il est petit, faible, facilement dépressible, irrégulier et filiforme. On observe quelquefois ces caractères du pouls [dès le début de l'affection. On comprend cette variété. Dans les cas de lymphangite franchement inflammatoire, le pouls est nécessairement plein et fort; dans les lymphangites compliquées d'infection, il est petit et dépressible.

La *température* axillaire de notre malade était de 40°,5 d'emblée; dans la lymphangite elle s'élève brusquement, dès l'apparition des accidents locaux, de 3 ou 4 degrés à 40 et 41 degrés, et reste stationnaire pendant toute la durée de la maladie, en ne présentant que des variations minimes de quelques dixièmes, du matin au soir, variations qui sont proportionnelles à l'accélération du pouls.

Cette élévation de température est accompagnée le plus souvent d'une *céphalalgie* intense, d'insomnie et de

troubles digestifs. La soif est en général vive, l'anorexie complète, la langue humide, recouverte d'un enduit blanc, rarement jaunâtre (Grisolle). La langue,
blanche au début, devient ensuite rouge vers la pointe
et sur les bords, comme ou peut le voir dans notre
observation. D'autres fois, la langue, dépouillée de toute
espèce d'enduit, est d'un rouge vif briqueté; elle peut
alors rester humide, mais souvent elle est sèche (Hervieux).

Chez beaucoup de malades, on voit survenir dans
cette période des nausées et des *vomissements* jaunes ou
verdâtres ét porracés. Chez notre malade, les vomissements spontanés font défaut. Suivant M. Tarnier, ils
manqueraient dans un tiers des cas. Lorsqu'ils existent,
ils sont pénibles au début, mais dans les derniers temps
deviennent faciles, et les liquides sortent sans efforts
par un simple mouvement de régurgitation. Il y a
souvent du hoquet.

La *diarrhée* abondante que notre malade a présentée
est un phénomène plus commun que les vomissements.
Quelquefois la diarrhée est cholériforme, et les selles
involontaires. La diarrhée a été considérée par quelques auteurs comme un phénomène critique, salutaire ;
mais M. Peter, dans ses cliniques, insiste avec raison
sur sa valeur pronostique grave. D'autrefois, c'est une
constipation opiniâtre.

Tenon rapporte que, de 1776 à 1782, toutes les malades
étaient constipées.

La constipation fait place à la diarrhée lorsqu'on a

provoqué quelques selles à l'aide d'un purgatif (Churchill (1).

Enfin, la péritonite faisant des progrès, on voit le
ventre se météoriser dans toute son étendue.

Ordinairement une douleur vive et générale précède le développement du tympanisme.

Du côté des *voies respiratoires*, on remarquera que
notre malade dès le premier jour faisait 24 inspirations
par minute au lieu de 16, nombre physiologique; elle
n'avait pas encore de complication thoracique, puisque
celle-ci ne survint que trois jours après.

Cette accélération de la respiration s'explique par
l'acuité de la douleur abdominale, qui oblige les femmes
à ne faire que de petites inspirations, et par conséquent
à les répéter plus souvent. Le météorisme, lui aussi, est
une cause de dyspnée, et souvent il survient une troisième cause, qui est la propagation de l'inflammation
du péritoine à la plèvre. Alors la dyspnée s'accentue
par suite de la pleurésie, et dans ce cas, comme le dit
M. le professeur Peter, « il y a une parésie du muscle
diaphragme, qui se trouve placé entre deux feux. »

La pleurésie purulente par propagation simple ou double complique quelquefois la péritonite généralisée. Le
plus souvent les pleurésies, comme les péricardites et les
méningites, sont dues à l'infection générale. La pleurésie le plus souvent passe inaperçue; elle est mécon-
nue pendant la vie, car elle n'est pas annoncée par un
point de côté. Les signes stéthoscopiques qui la carac-

(1) Churchill. Traité des maladies des femmes, p. 1033, 1881.

térisent sont les mêmes que dans les pleurésies ordinaires : matité, souffle, égophonie, etc.

Du côté du *système nerveux*, notre malade n'a rien présenté de particulier ; souvent il y a un léger délire, ordinairement nocturne ; ce délire est calme, loquace, et donne lieu à des rêvasseries fréquentes ; cependant l'intelligence est le plus souvent intacte. Souvent les malades se trouvent très améliorées et croient à une guérison rapide, alors que la gravité des symptômes est si manifeste que le médecin ne peut garder d'espoir. D'autres fois, au milieu de symptômes graves, la malade réclame à manger. « Défiez-vous, dit M. Hervieux, d'une accouchée qui, au milieu d'un état fébrile grave et des accidents de péritonite les plus accentués, vous dit subitement : « Je ne souffre plus, j'ai faim, je veux m'en « aller. » Cette femme a le délire, et si le délire n'est pas encore manifeste, soyez sûr qu'il éclatera bientôt. »

L'expression de la *physionomie* est caractéristique. Au début, la figure est rouge et animée, les yeux vifs et humides ; en un mot, l'ensemble de ces caractères constitue une réaction véritablement inflammatoire.

Plus tard, quand la péritonite est confirmée, les traits s'altèrent, les yeux s'excavent, un cercle bistré les entoure, le nez s'effile, et le visage devient pâle ; « mais il ne présente jamais, dit M. Siredey (1), l'aspect terreux, jaunâtre, subictérique, que l'on rencontre dès les premiers frissons de la phlébite. »

____

(1) Siredey. La fièvre puerpérale n'existe pas. Ann. de gynécologie, p. 174, 1875.

La *sécrétion lactée* s'établit difficilement ou même ne s'établit point. Dans les cas où la lymphangite survient après quarante-huit heures, époque pendant laquelle la sécrétion est déjà établie, celle-ci diminue, disparaît même, et les seins s'affaissent.

Les *lochies* sont souvent supprimées, ou du moins diminuent, ce que les anciens avaient pris pour la cause de la maladie. La fétidité de l'écoulement lochial est la règle, surtout dans les maternités; la fétidité indique la présence d'organismes, de microbes qui on été étudiés récemment par MM. Pasteur et Doleris.

La fétidité n'est cependant pas un caractère de la septicité; il n'y a pas de relations absolues entre elles. Comme chez notre malade on rencontre presque toujours dans la lymphangite des urines légèrement albumineuses (Viollet).

Cette *albuminurie* apparaît dès le second et plus souvent le troisième jour, elle coïncide avec l'aggravation de l'état local et persiste jusqu'à la terminaison fatale (Peter). Dans les cas infectieux on trouve l'albumine rétractile, qui caractérise les néphrites infectieuses (Bouchard).

La marche de la lymphangite est généralement rapide, sa durée courte, sa terminaison funeste.

La durée est variable : notre malade a succombé au bout de cinq jours et demi.

Campbell établit que le plus grand nombre de ses malades sont mortes le cinquième jour (1).

(1) Churchill. Traité des maladies des femmes, p. 1036, 1881. Campbell, puerperal fever, p. 50.

La mort arrive donc huit ou dix jours après l'accouchement.

La marche de la maladie est variable, dans quelques cas, elle est pour ainsi dire foudroyante, et beaucoup d'auteurs ont cité des cas dans lesquels les malades ont succombé en douze, vingt-quatre, et quarante-huit heures (Cruveilhier, Grisolle, Peter, Siredey).

La terminaison de la lymphangite utérine compliquée de péritonite généralisée est généralement mortelle.

Cependant il ne faudrait pas croire que la lymphangite entraîne nécessairement la mort; dans certains cas cette affection peut se circonscrire au voisinage de l'utérus, la péritonite reste localisée dans l'excavation pelvienne, la résolution et la guérison sont donc possibles. Dans ces cas favorables, l'amélioration s'annonce par la diminution de la douleur locale et surtout par celle de la fréquence du pouls et du météorisme (Grisolle).

Le retour à la santé est toujours très long, les femmes ne se rétablissent complètement qu'après un, deux et plusieurs mois.

Pronostic. — D'après cet exposé on voit la gravité effrayante de cette affection ; elle ne dépend pas seulement de la complication péritonitique mais aussi de la lymphangite elle-même. La terminaison fatale s'annonce par l'augmentation de la faiblesse, la rapidité, la petitesse et l'intermittence du pouls, par la diarrhée séreuse et l'épuisement.

Diagnostic. — La lymphangite soit limitée aux annexes (ovaires, trompes, ligaments larges, pelvi ou métro-péritonite) soit généralisée au péritoine, doit être diagnostiquée de la phlébite et de l'infection dont on connaît la gravité.

La lymphangite compliquée d'infection sera facilement reconnue, car elle emprunte son caractère aux deux éléments qui la composent.

Le diagnostic avec la phlébite et l'infection purulente sera discuté après que nous aurons montré dans l'observation suivante les principaux symptômes, bien connus d'ailleurs, et la marche de la pyohémie puerpérale.

Le diagnostic de la péritonite généralisée avec la péritonite partielle pelvienne et les inflammations des organes du petit bassin ne présente pas en général des difficultés. Les symptômes généraux intenses et les symptômes propres à la péritonite généralisée (altération des traits, douleur abdominale généralisée, météorisme intense, vomissements, etc.) plaident en faveur de la péritonite généralisée. Ces mêmes symptômes peuvent exister dans la pelvi-péritonite; mais ces accidents n'atteignent pas l'intensité qu'on leur remarque dans la péritonite généralisée et la température dépasse rarement 38 ou 39 degrés.

Le diagnostic différentiel de la péritonite pelvienne et des phlegmons des ligaments larges est difficile, souvent impossible à établir, car ces deux variétés de lésions coexistent le plus souvent.

Quant au diagnostic de l'ovarite, salpyngite, des abcès du ligament large et des fosses iliaques, nous n'y insisterons pas. Leur description et leurs caractères

différentiels se trouvent dans tous les traités de gynécologie.

§ 2.

OBSERVATION VI,

Infection purulente. Phlébite sans lymphangite ni péritonite,
  Abcès métastatiques dans le poumon. Arthrites purulentes.
  Mort 19 jours après l'accouchement et 4 jours après le début
  des accidents. (1)

La nommée X... accouche le 29 novembre à la Maternité. L'accouchement n'avait rien d'anormal.

Le troisième jour après l'accouchement, il y eut un
peu de fièvre de lait, mais l'appétit était conservé.

La malade sort le dixième jour et retourne chez elle
à pied.

Cinq jours après son retour au logis, cette jeune
femme est prise de frissons qui revenaient les jours suivants, et entre le 15 décembre à l'Hôtel-Dieu.

Aussitôt après son arrivée, elle est reprise de frissons.
Elle dit cependant n'être pas malade et ne souffrir en
aucun endroit du corps.

Le pouls est fréquent, petit, facile à déprimer; la
malade demande à manger; elle n'a point de diarrhée ni
de vomissements. Cependant les frissons qui se sont répétés plusieurs fois nous font redouter une infection
purulente.

____

(1) Cliniques de Trousseau, t. II.

La palpation de la région hypogastrique et le toucher vaginal ne déterminent aucune douleur. Le col utérin est mollasse, béant et laisse écouler encore un peu de sanie fétide. L'utérus est mobile.

Placé à droite de la malade, le toucher me permet de reconnaître qu'il n'y a aucune tuméfaction du ligament large du côté correspondant.

Et comme il n'y avait point de douleur lors de l'introduction du doigt, je néglige d'explorer avec soin le ligament large du côté gauche.

Pronostic grave établi sur la fièvre, les frissons multiples, et l'optimisme de la malade.

Dans la nuit du 16 au 17 décembre, nouveaux frissons.

Le 17, à la visite du matin, altération des traits, douleur dans l'épaule droite, et comme le bras pouvait être remué, j'en conclus que l'articulation de l'épaule est libre et que la douleur est due très probablement à un dépôt purulent autour de l'articulation.

Le lendemain 18, nouveaux frissons, douleur dans l'épaule gauche, point de douleurs en aucune autre partie.

Pouls fréquent, sueur abondante, rougeur des pommettes, intelligence conservée, point de strabisme, point de surdité.

Respiration anxieuse, râles dans les deux poumons surtout du côté droit, à la partie inférieure, mais point de souffle ni d'égophonie. Point de vomissements, pas de diarrhée, aucune tache sur le ventre.

Vers le soir, la respiration s'embarrasse, les râles se

généralisent et deviennent plus gros, la malade ne peut plus expectorer, et elle meurt dans la nuit.

A *l'autopsie* on constate que l'utérus est plus gros et plus flasque que cela ne s'observe quinze à vingt jours après l'accouchement ; ses parois sont cependant saines.

La surface interne de l'utérus est lisse et ne présente de rugosités qu'au niveau de l'insertion placentaire; en ce point cependant, il n'y a pas de plaie suppurante, les sinus de la portion correspondante de l'utérus sont revenus sur eux-mêmes, oblitérés par de petits caillots fibrineux, et, au-delà de ces caillots, il n'y a point trace d'inflammation, non plus de pus dans leur cavité.

Le col utérin est bleuâtre, mollasse, déchiqueté sur ses lèvres, toutefois sa section ne dévoile point d'inflammation, de la veine circulaire du col.

Une double incision pratiquée le long des bords de l'utérus, là où les sinus s'abouchent avec les veines utéroovariennes, ne met à nu aucune collection purulente.

Mais on aperçoit sur la paroi gauche du vagin, dans la portion la plus voisine du col utérin, huit à dix pustules, de la grosseur de belles pustules de variole ; incisées, elles laissent écouler un pus crémeux.

Dans le tissu cellulaire qui double le vagin, et dans la portion correspondante aux pustules, on constate une multitude de petits abcès qui, par leur présence, avaient transformé ce tissu en une espèce d'éponge purulente.

La veine hypogastrique du côté gauche est alors disséquée avec soin et, dans sa cavité, nous rencontrons du pus crémeux, libre, non mélangé à du sang; au-delà point de caillot, oblitérateur ni de phlébite, bien que, à partir du point où le pus intra-veineux a été rencontré, la dissection ait été poursuivie jusqu'à la veine iliaque primitive.

Ce pus ne pouvait venir que des parties voisines du vagin ou du vagin lui-même, et il avait été porté dans la veine hypogastrique pour être entraîné ensuite dans la circulation par les autres affluents de la même veine.

Ce fait nous paraît un des plus favorables à la démonstration du passage direct du pus dans la circulation générale. C'était [en ce point qu'il fallait voir la source de l'infection purulente, dont les poumons, le foie, la rate et les articulations devaient encore fournir des preuves irrécusables.

En effet, le poumon présentait un grand nombre de taches ecchymotiques qui empruntaient une grande valeur à l'existence de petits abcès entourés eux-mêmes d'ecchymoses et de petits foyers apoplectiques.

De plus, il y avait, à la base du poumon et sur les bords de cet organe, des abcès de la grosseur d'un haricot, les uns fluctuants, d'autres à l'état concret.

Dans le foie et dans la rate, il existait seulement des ecchymoses superficielles et des taches jaunâtres.

Dans les deux épaules, grande quantité de pus située dans la cavité même des articulations. Point de péritonite, ni de pleurésie purulentes.

Qu'on nous permette, à titre de curiosité historique, de rapprocher de l'observation de Trousseau, l'observation suivante d'Hypocrate où se trouvent parfaitement décrits les symptômes de la pyohémie :

Douzième malade (1). — Une femme logée sur la place des Menteurs, à la suite d'un premier accouchement laborieux, qui amena un garçon, fut prise d'une fièvre violente.

Dès le début, soif, nausées ; un peu de douleur du cardia, langue sèche, troubles du ventre avec déjections de matières bilieuses, ténues, peu abondantes. Elle ne dormit point.

2e jour. Elle eut un léger frisson ; fièvre aiguë, petite sueur froide autour de la tête.

3º jour. Fut laborieux : déjections abondantes, sans coction, ténues.

4e jour. Elle eut du frisson, tout s'exaspéra; insomnie.

5e jour. Fut laborieux.

6º jour. Même état, selles liquides, abondantes.

7e jour. Retour du frisson, fièvre aiguë, soif vive, grande jactation ; vers le soir, sueurs froides, générales, froid ; extrémités froides, on ne pouvait les réchauffer. Dans la nuit, nouveaux frissons; on ne put réchauffer les extrémités ; elle ne dormit point, elle eut des hallu-cinations, et bientôt elle reprit connaissance.

8e jour. Vers le milieu de la journée, elle se réchauffa; soif, état comateux ; nausées, vomissements de matières bilieuses, peu abondantes, jaunâtres ; nuit pénible, elle ne repose point ; elle rendit d'un seul coup d'abondantes urines sans le sentir.

9º jour. Tout se calma, état comateux ; vers le soir,

(1) OEuvres d'Hippocrate. Des épidémies, livre III, 2. section. Traduction par le Dr Daremberg, 1843.

elle fut reprise d'un léger frisson, vomit un peu de matières bilieuses.

10e jour. Frisson, redoublement de la fièvre; elle ne dormit pas un instant; le matin, émission d'urines abondantes avec dépôt; les extrémités se réchauffent.

11e jour. Elle vomit des matières érugineuses, bilieuses; bientôt elle fut reprise de frisson; les extrémités redevinrent froides; vers le soir, frisson, sueurs froides, vomissements abondants, la nuit fut très laborieuse.

12e jour. Vomissements copieux de matières noires, fétides; hoquet fréquent, soif fatigante.

13e jour. Elle vomit des matières noires fétides, abondantes; frissons; vers le milieu du jour elle devint aphone.

14e jour. Flux de sang par le nez; elle mourut. — La diarrhée et le frissonnement persistèrent jusqu'à la fin. Elle était âgée d'environ 17 ans.

Dans l'observation de Trousseau, nous voyons que la malade X... accouche le 29 novembre, sort de l'hôpital le dixième jour et retourne chez elle à pied. Cinq jours après, elle est prise de frissons. On remarquera déjà que la maladie a *débuté* quinze jours après l'accouchement.

Dans la lymphangite, le début dépasse exceptionnellement le cinquième jour. Nous avons également insisté sur la douleur qui constitue un signe si important de la symphangite et qui accable les malades par son intenlité. Ici, c'est tout le contraire, la malade dit: « n'être pas malade et ne souffrir en aucun endroit du corps. »

Dans la phlébite, en effet, la douleur n'est pas constante ; elle est nulle ou très peu marquée ; on la provoque seulement par la pression et quand elle existe.

Le *frisson* de la pyohémie est extrêment violent et ne manque jamais. Il n'est pas unique comme dans la lymphangite ; au contraire, il se répète avec une grande fréquence, comme on peut le voir dans les deux observations précédentes. Il s'observe jusqu'à la terminaison fatale 10, 15, 20 fois, avec une violence caractéristique.

La marche de la *température* est aussi très différente dans les deux maladies que nous comparons. Nous avons vu que dans la lymphangite la température s'élève brusquement à 40° ou 41° pour s'y maintenir jusqu'à la période ultime. Dans la phlébite, la marche de la tempé·rature est progressive jusqu'à l'apparition des frissons où elle peut atteindre 40° et 41° ; une fois l'accès passé, elle diminue de plusieurs degrés. Cette période de rémission explique le bien-être et l'optimisme des malades, elle leur fait croire qu'elles sont à l'abri de tout danger au moment où elles y sont le plus exposées.

Chez notre malade, outre l'*absence de la douleur* abdominale, des vomissements et de météorisme, un signe très important, la tuméfaction douloureuse du ligament large fait complètement défaut au toucher vaginal. En revanche, dans la phlébite apparaissent des phénomènes qui n'existent jamais dans la lymphangite, ce sont les arthrites suppurées, les abcès dans les viscères, pleurésies, péricardite,s méningites, avec leurs symptômes spéciaux.

Nous n'insisterons pas davantage sur la symptomatologie de l'infection purulente. Nous n'avons voulu montrer que ses principaux traits pour les comparer avec la lymphangite, et mieux faire ressortir le diagnostic différentiel.

La durée, la marche et la terminaison de ces deux maladies présentent, ainsi que le pronostic, des différences très marquées; la lymphangite tue au bout de quelques heures ou quelques jours, la durée de l'infection purulente et putride se compte par des semaines, et quelquefois des mois.

On peut espérer guérir la lymphangite, mais jamais l'infection purulente. (Peter).

On voit donc, d'après l'étude attentive des phénomènes et des signes qui caractérisent ces deux maladies, qu'il est possible cliniquement d'établir le diagnostic différentiel entre la lymphangite et la phlébite, malgré l'opinion de M. Hervieux qui, dans son Traité des maladies puerpérales (p. 809) s'exprime en ces termes à ce sujet. « Les symptômes locaux et généraux de l'angioleucite utérine puerpérale étant exactement les mêmes que ceux de la phlébite, du moins, en ce qui concerne les vaisseaux de l'utérus et du bassin, il est impossible, dans l'état actuel de nos connaissances, de différencier sur le vivant ces deux affections, se produisant dans les mêmes conditions, sous les mêmes influences, affectant les mêmes formes, les mêmes allures, et étant susceptibles des mêmes complications et des mêmes terminaisons; elles ont le même degré de gravité et réclament les mêmes moyens de traitement. »

Nous sommes convaincus, et c'est aussi l'opinion de

M. Siredey, que ce diagnostic est possible ; nous en avons eu la preuve et la vérification au moyen des autopsies.

Il nous est arrivé plus d'une fois de faire le diagnostic et de dire pendant la vie que nous avions affaire ici à une lymphangite; là, à une phlébite et à une infection. L'autopsie confirmait notre diagnostic.

Ces maladies ont donc une symptomatologie spéciale une marche et des complications différentes qui permettent de les diagnostiquer. La lymphangite se localise dans l'abdomen et se complique de péritonite qui domine la scène; ou bien elle s'éteint sur place et le danger disparaît. Au contraire, la phlébite ne détermine pas des phénomènes abdominaux, mais elle révèle son existence par des lésions multiples, témoignant de l'envahissement général et progressif de l'économie par la pyohémie. (Siredey).

Ce diagnostic, en général très facile, lorsque la lymphangite et la péritonite sont indemnes, devient plus difficile dans les cas mixtes où les deux lésions coexistent. Ici encore un observateur ne se laissera pas tromper. Les deux lésions ne débutent pas d'emblée, chacune suit sa marche habituelle : la lymphangite commence; la phlébite et ses conséquences terminent la scène. Aux symptômes du début de la lymphangite succèdent les symptômes de la pyohémie puerpérale, comme on peut le voir dans l'observation suivante :

§ 3.

Observation VII.

Lymphangite utérine. Phlébite. Pyohémie. Mort le 23ᵉ jour
de la maladie. (1)

La nommée Brun (Marie), primipare, âgée de 21 ans,
est entrée à l'hôpital Saint-Antoine le 1ᵉʳ avril 1869, en
pleine épidémie puerpérale.

Elle accouche le 3 avril, à une heure du matin, spontanément ; le travail a été long et difficile.

Le 4, huit heures après l'accouchement, cette femme
a eu des frissonnements ; la pression hypogastrique est
douloureuse , toux , cataplasmes laudanisées sur le
ventre ; le matin, p. 124, t. 39° ; le soir, p. 136, t. 39,7.

Le 5, pas de frissons, pas de vomissements, abdomen
très douloureux à la pression ; le matin, p. 138, t. 39,6 ;
le soir, p. 142, t. 39,9.

Les 6 et 7, pas de céphalalgie ni de nausées ; douleur dans le bas-ventre quand elle tousse ; dans la fosse
iliaque droite, on détermine de fortes douleurs par la
pression superficielle ; le matin, p. 110, t, 39,2 ; le soir,
p. 132, t. 40,1.

Le 8, abdomen très tendu, moins douloureux que
les jours précédents, toux fréquente ; à l'auscultation,
n entend des râles sous crépitants à la base du pou-

(1) Thèse de M. Quinquaud, observ. XVIII.

mon droit; peu de lait; le matin, p. 130, t. 40,6; le soir, p. 147, t. 41.

Le 9, facies abdominal, pression douloureuse dans la fosse iliaque, tympanisme, toux fréquente, quelques râles à la base droite sans souffle et sans matité; le matin, p. 132, t. 40,8; le soir, p. 120, t. 39,8. *Potion de Todd.*

Les jours suivants, le pouls oscille aux environs de 110 à 120 et la température de 39° à 40°. Sa physionomie est meilleure; pas de douleurs abdominales.

Le 19, p. 114, t. 38,4. Diarrhée fréquente; le soir, p. 148, t. 41.

Le 21, p. 136, t. 40,3; le soir, p. 146, t. 40,8. *Elle vient d'avoir un frisson.* Elle se plaint depuis hier de douleurs articulaires: les poignets sont douloureux spontanément; l'articulation du genou gauche est le siège d'un épanchement notable de liquide.

Le 22, p. 136, t. 40°. *Nouveau frisson avec claquement de dents au moment de la visite*; même état des poignets, douleur très vive à la partie interne du genou gauche et dans les articulations tibio-tarsiennes; pas de rougeur; le soir, p. 144, t. 40,5.

Le 24, p. 142, t. 40°, la malade se plaint de douleurs généralisées, le genou gauche est très douloureux, de même que les épaules; langue saburrale; le soir, p. 148, t. 40,8.

Le 26, p. 140, t. 40,8. Langue sèche, un peu de délire, incontinence de matières fécales, eschare au sacrum, cessation des douleurs de l'épaule; les genoux restent douloureux; le soir, p. 174, t. 40,5. Toux lé-

gère, oppression, langue sèche, lèvre inférieure œdé-
matiée, soif vive, bras droit très douloureux surtout à
l'épaule et au coude ; douleurs moins vives au côté
gauche dans la même région, le genou gauche est très
tuméfié, rouge ; on perçoit nettement la fluctuation.
A la partie inférieure et antérieure de la rotule existe
une plaque gangréneuse ; eschare au talon droit ; les
parties génitales tuméfiées laissent écouler un liquide
puriforme.

Le 27 : Décès à 7 heures du matin.

Le 28 : *Autopsie*.

Bassin. — Légère adhérence récente de l'ovaire droit,
matière puriforme dans les veines utéro-ovariennes des
deux côtés.

Du côté droit de l'utérus, dans la portion cervicale,
on observe un petit foyer purulent superficiel qui paraît appartenir à un lymphatique. Dans la corne droite
de l'utérus, les vaisseaux lymphatiques et veineux contiennent du pus épais ; à gauche, la lésion est moins
accusée.

Abdomen. — Pas d'épanchement, pas de péritonite ;
foie graisseux ; la rate, volumineuse, présente à son
extrémité supérieure un large infarctus à base péri-
phérique offrant déjà deux ou trois points purulents.

Thorax. — Rien dans les plèvres, pas d'abcès métastatiques dans les poumons. Le cœur sain contient à
droite un caillot cruorique. Epanchement purulent dans
l'épaule droite, le genou gauche et le pied gauche.

CHAPITRE IV.

PATHOGÉNIE.

Dans notre aperçu historique, nous avons examiné rapidement les idées bizarres que les anciens auteurs ont émises sur la fièvre puerpérale ; nous avons vu aussi la théorie curieuse de la métastase laiteuse de Willis et de Puzos, qui croyaient à la suppression du lait des mamelles et au transport métastatique de ce liquide dans la cavité péritonéale. Et cependant chez ces mêmes auteurs, on trouve un grand nombre d'observations judicieuses et d'aperçus qui étonnent. Il est digne de remarque que dès Hippocrate, on attribuait toute la série des accidents puerpéraux à la suppression des lochies ; on avait déjà constaté un rapport entre la fièvre puerpérale et l'état des lochies. Plus tard, on connut l'altération de ces liquides et leur fétidité. Withe et plusieurs autres médecins anglais n'hésitèrent pas à faire de la fièvre puerpérale une fièvre putride. En effet, Withe ne voyait-il pas cette fièvre sévir dans les hôpitaux et partout où il y avait agglomération de malades? On ne pouvait attribuer sa grande fréquence qu'à l'air impur qu'on respire dans les hôpitaux, air chargé d'émanations putrides (Johnston). On connaît les épidémies qui se sont succédé dans les hôpitaux de

Paris où l'on soignait les femmes accouchées. Peu rapporte que la première épidémie de l'Hôtel-Dieu remontait au temps où l'on avait placé les nouvelles accouchées au-dessus de la salle des blessés et Desault ne put faire cesser cette épidémie qu'en isolant les femmes en couches, et en les mettant dans d'autres locaux vastes et parfaitement aérés (1). La fièvre puerpérale était donc une maladie *infectieuse* et *épidémique*. Les essentialistes accentuèrent encore ce caractère et créèrent pour expliquer la maladie le *Génie épidémique*. C'est ce mot de Dubois qui résume la première phase par laquelle a passé la pathogénie de la fièvre puerpérale.

Aujourd'hui, la théorie du Génie épidémique qui a régné longtemps sans conteste n'existe plus ; c'est à peine si elle compte encore quelques défenseurs dont le nombre va toujours en diminuant. Que s'était-il donc passé ? On avait étudié les faits, accumulé les observations précises et par suite indiscutables. Le Génie épidémique n'avait pas le caractère épidémique, il restait confiné dans l'endroit où il prenait naissance, il ne pouvait s'étendre, ni dépasser les murs d'un hôpital. Il lui manquait, par conséquent, le caractère sans lequel il n'y a pas d'épidémie. Au lieu de décimer tout un quartier, toute une ville, il ne pouvait même pas atteindre un hôpital tout voisin du lieu où il sévissait avec une violence exceptionnelle. Tandis que dans telle maison hospitalière toutes les accouchées mouraient, dans telle autre, l'état sanitaire des femmes était excel-

(1) Dictionnaire en 60 volumes, 1820. Art. puerpéral.

lent. Pour se rendre un compte exact de ces différences si curieuses, on n'a qu'à se reporter à la thèse remarquable de M. Tarnier (1857). A côté des statistiques, de tout côté affluèrent des observations qui démontraient avec la même netteté que la fièvre puerpérale n'était pas épidémique, mais essentiellement *contagieuse*. Telle est l'observation du Dr Grisar de Hasselt (1) qui accouchait au forceps, le 2 décembre 1842, une femme en travail depuis vingt-quatre heures. L'enfant était mort. Le lendemain, la femme fût prise des accidents de la fièvre puerpérale et mourut. Du 2 décembre 1842 au 19 mars suivant, le Dr Grisar eut dans sa clientèle seize femmes atteintes de fièvre puerpérale et onze femmes succombèrent. Qui ne connaît les observations citées partout de sages-femmes allant répandre la contagion et infecter toutes les femmes qu'elles soignaient, etc. Tous ces exemples ont permis de suivre la contagion pas à pas. Et la *contagion* a remplacé la théorie du Génie épidémique.

La *contagion* est « un acte par lequel une maladie déterminée se communique d'un individu qui en est affecté à un individu qui est sain, au moyen d'un contact soit immédiat, soit médiat. » Telle est la définition de Gallard dans le dictionnaire de médecine et de chirurgie pratique.

Les maladies contagieuses se transmettent d'individu à individu au moyen d'un principe qu'on appelle *con-*

____

(1) Ann. d'hygiène. Septembre 1882, p. 244.

tage, et dont la nature n'est connue que depuis peu de temps.

La première maladie contagieuse, dont on a découvert le contage, est la gale. Raspail a vu que cette maladie si mystérieuse était causée par un animalcule, l'acare. D'autres maladies contagieuses furent connues : le muguet, le favus, etc., dues à des champignons.

Le contage était si grossier qu'on fit de ces maladies une classe à part et qu'on les intitula maladies parasitaires ; on ne voulait pas généraliser, ni étendre ces découvertes aux autres maladies contagieuses et aux fièvres éruptives, dont la nature resta, comme autrefois la gale, cachée et impénétrable.

Les recherches de Pasteur ouvrirent une ère nouvelle. Il découvre la nature de la fermentation lactique, et montre que partout : « la fermentation est corrélative de la vie, de l'organisation de globules. » (Académie des sciences, 1857).

Une partie de la chimie devenait une branche de la physiologie : *la levure de bière* est un être organisé qui se nourrit aux dépens des substances azotées et dédouble la matière fermentescible en alcool et en acide carbonique , le *mycoderme du vinaigre* est un ferment figuré qui prend l'oxygène à l'air et le fixe sur l'alcool qu'il transforme en acide acétique. Ce champ d'observation devint immense : partout on voit des organismes décomposer les liquides au sein desquels ils se développent. La transformation ammoniacale de l'urine est provoquée par le *ferment de l'urée*, la putréfaction des matières albuminoïdes est causée par un vibrion, le *vibrio termo*.

D'où venaient ces germes? Les expériences de Pasteur y répondent : en filtrant l'air sur du coton, on empêche toute fermentation, en projetant dans la liqueur stérilisée une parcelle de ce coton imprégné de germes, le liquide s'altère rapidement. Les germes sont répandus dans le monde extérieur (1).

La découverte de la fermentation jetait la lumière sur tous les phénomènes d'infection. Avec la théorie des germes, on explique la nature des maladies infectieuses dont on n'avait pas encore trouvé le ferment ; ces recherches de Pasteur ont été d'autant plus précieuses pour la médecine qu'elles ont été faites en dehors de la médecine, sans idées préconçues et avec toute la rigueur de l'expérimentation.

Transportée dans le domaine médicale, la méthode expérimentale de Pasteur fut féconde en découvertes. Le *charbon*, étudié par Pollender et Brauell (1857), qui trouvent des bâtonnets dans le sang des animaux, est causé par des protoorganismes (bactéridies de Davaine, bacilli de Cohn). En injectant ces bacilli, on provoque la maladie ; la maladie ne peut se développer sans eux. Dans les expériences contradictoires, on avait mal observé, car il existait des germes de bacilli (Bollinger). Ces bacilli réguliers et immobiles ont besoin d'oxygène pour se développer, ils sont aérobies et prennent aux globules du sang l'oxygène qui leur est nécessaire (Pasteur).

(1) Chauveau. Ferments et virus. Congrès d'Alger, 1881.

La science s'enrichit des virus vaccins de la variole, de la morve, etc. (Chauveau et Pasteur).

Les membranes de *diphthérie* contiennent des bactéries. En les inoculant sur la cornée de lapins, Eberth voit les bactéries donner lieu à des kératites intenses et tuer l'animal par infection générale en quatre à cinq jours, etc.

Revenant à notre définition de la contagion que nous avons placée en tête de ce chapitre, nous dirons qu'une maladie contagieuse est une maladie *parasitaire*.

Quand ce parasite est dans l'air, on a, ainsi qu'on l'a appelé, le *miasme*, quand le parasite se développe dans l'économie, on a la *contagion*. (Voir le remarquable article Contagion de Bernheim (1).

L'état pathologique, dû à la présence dans le sang de ferments infectieux, est la *septicémie*.

Les questions, relatives à la septicémie, ne sont pas encore résolues, malgré leur grand intérêt. Elles nous intéressent tout particulièrement, puisque la fièvre puerpérale est une septicémie.

La septicémie présente deux modalités que nous étudierons, la septicémie chirurgicale et la pyohémie. Ces deux modalités, nous les retrouvons dans la septicémie puerpérale.

Il est un point déjà acquis : c'est que ces maladies sont dues à des bactéries (Chauveau et Pasteur). Nous avons vu ce qu'on entend par bactéries, ce sont les protoorganismes de la fermentation, les ferments que

(1) Dictionnaire encyclopédique des sciences médicales, 1877.

Pasteur appelle organisés par opposition aux ferments solubles. Quand les organismes sont cylindriques, en forme de bâtonnets, on les appelle des *bactéries*, quand ils sont sphériques, ce sont des sphéro-bactéries (Cohn), des *micrococcus*. Les *vibrions* sont des bactéries ondulées.

La *septicémie chirurgicale* est causée par un vibrion septique (Pasteur), qui a la forme d'un long filament, il est anaérobie, c'est-à-dire qu'il se développe dans les milieux où l'oxygène n'existe pas, il diffère, par conséquent, beaucoup de la bactérie charbonneuse qui est aérobie. Les vibrions anaérobies ont toujours une action très délétère. On connaît les effets des injections de matières putrides (Feltz et Coze). Ces effets sont dus probablement au trouble qu'apportent les vibrions à l'action physiologique des éléments (Pasteur). Pour Bergmann et Panum, il se produit dans l'économie des poisons septiques, de la sepsine que les auteurs allemands ont réussi à isoler.

La septicémie est une putréfaction pendant la vie (Pasteur); il existe un grand nombre de septicémies en rapport avec la variété des vibrions, comme il existe un grand nombre de fermentations.

La *pyohémie* est causée par le vibrion pyogénique de Pasteur (1878), en forme de boudins courts, flexueux, tournant sur eux-mêmes; ce vibrion donne lieu à des suppurations étendues et reproduit chez les animaux les abcès métastatiques et la pyohémie. Les théories du transport mécanique par la circulation, du pus en nature allant produire des abcès métastatiques, ont été renversées par les expériences de Chauveau. Le pus en nature, injecté dans le sang, ne produit rien, les abcès se résorbent ; pour produire la pyohémie, il lui faut des qualités spécifiques particulières. Ces qualités sont dues aux vibrions. Quand on injecte un liquide qui contient ces vibrions, on produit les accidents de la pyohémie ; quand on injecte un liquide privé de ces vibrions par le filtrage, on ne produit plus la pyohémie.

La nature de la *septicémie puerpérale* avait déjà été entrevue en 1869 par Delore (Lyon médical), qui avait constaté dans les lochies la présence de bactéries. Dans une épidémie qui eut lieu à Berlin de 1871 à 1873, Orth trouva des bactéries dans les liquides et le sang des femmes qui mouraient. Il fit quelques expériences décisives. Heiberg, de Christiana (1875), Feltz, Spillman, Engel s'occupèrent tour à tour de la question quand eut lieu à l'Académie de médecine la discussion sur la septicémie puerpérale (1879), qui mit en présence les adversaires et les partisans de la théorie des germes. Nous résumerons cette discussion où se trouve exposée tout au long la pathogénie de la fièvre puerpérale.

On sait que la femme nouvellement accouchée est une blessée.

C'est dans la solution de continuité que sont reçus les germes infectieux et c'est par la solution de continuité que les germes pénètrent dans l'organisme pour procéder aux désordres qui compromettent l'existence. M. Hervieux s'élève contre les chirurgiens qui, dit-il, « font à l'affection la part du lion ». La *plaie* utérine est toujours la même avec sa fétidité et ses vibrions qu'on trouve partout; cependant la septicémie puerpérale ne règne pas dans les campagnes.

M. J. Guérin invoque l'absence de rétraction de l'utérus, mais M. Hervieux cite des cas où la septicémie s'est produite le 17ᵉ et le 25ᵉ jour, alors que l'utérus était revenu sur lui-même. La *plaie* n'est pas indispensable ; on connaît les faits curieux de *femmes enceintes* qui étaient prises d'accidents de puerpéralité avant leur accouchement. La thèse de Tarnier (1857) en contient des exemples (Obs. 3, 6, 20). Dans ces cas, on voyait se produire pendant les épidémies, des arthropathies, des pleurésies purulentes chez des femmes grosses qui succombaient. Les *enfants* meurent de septicémie, ont des phlegmons, des érysipèles, des suppurations étendues en même temps que leur mère, et cependant la plaie ombilicale n'est le siège d'aucune lésion, ni de phlébite.

Les *fœtus* ont eu des péritonites purulentes dans le sein de leurs mères qui succombaient à la septicémie; dans la thèse de Lorain on trouve relatés des cas de ce genre.

Le *personnel* des maternités, les sages-femmes ont contracté des péritonites pendant les épidémies de 1861 à 1864 à la Maternité.

Les exemples remarquables cités par M. Hervieux montrent que si la plaie utérine joue le rôle principal dans l'absorption des germes, ce qui est prouvé par les lésions de l'autopsie, il ne faut cependant pas exclure d'autres voies de pénétration qui peuvent être très va-

riées, ce que l'on observe également pour les autres
maladies infectieuses.

La négation de la théorie des germes ne découle nullement de ces critiques. M. Hervieux ne croit pas aux
germes, il ne devrait cependant pas les mépriser, comme le dit M. Pasteur.

Dans le service de M. Hervieux, en effet, M. Pasteur
a examiné une femme qui était atteinte depuis 6 jours
de fièvre puerpérale. Il a trouvé les lochies remplies de
vibrions et d'organismes nombreux en grains, en couples et en chapelets. Par la culture du sang, il retrouve
ces couples et ces chapelets. A l'autopsie, le pus de l'utérus, des trompes, montre les mêmes organismes et de
petits bâtonnets.

Aussi est-il très fâcheux, comme le remarque M. Pasteur, que les médecins ne cherchent pas à se débarras-
ser de germes qu'on retrouve dans les lochies et puis
dans le sang. M. Pasteur a signalé la présence de ces
vibrions dans l'eau. Pourquoi ne pas laver les parties
génitales avec de l'eau qu'on a portée à 115°, avec des
antiseptiques, de l'acide borique ? L'acide borique est
sans odeur et de réaction presque alcaline. M. Hervieux
dans la séance du 6 mai 1879 reconnaît qu'il ne peut
plus nier la présence des germes ; mais les germes sont
le produit et non la cause de la maladie, puisqu'ils existent partout. Toutes les femmes ne sont pas contagion-
nées ; il faut qu'elles présentent un terrain favorable au
développement du microbe ; cet état particulier qui est
alors la cause de la maladie force à nier l'action des
microbes. Cette cause prend naissance dans l'agglomé-

ration des malades. « Le microbe n'est pas le poison, il est le parasite du milieu empoisonné, comme le muguet dans l'entérite, les poux dans l'eczéma du cuir chevelu des jeunes enfants. » La théorie des germes est fausse, appliquée à la septicémie puerpérale, car tout principe toxique doit :

1° Être unique. — Ici, nous avons des grains, des couples, des chapelets de 10 à 30 grains, des bâtonnets étranglés. Quel est donc le vibrion qui a produit la septicémie? « J'ai bien peur, ajoute M. Hervieux, que ce soit ni l'un ni l'autre ».

2° Être semblable à lui-même. — Or, le microbe de la fièvre puerpérale se trouve dans la lymphangite, la diphthérie, la fièvre typhoïde, la diathèse purulente, etc...

3° Reproduire les mêmes phénomènes. — Le microbe en question se trouve dans les eaux où il est inoffensif, il s'associe à d'autres microbes pour produire la septicémie.

« Ce ne sont que ténèbres, ajoute M. Hervieux. La théorie des germes rendrait inutile, l'assainissement, l'isolement, l'hygiène. Il suffirait d'un peu d'acide borique pour tuer les microbes. »

Il est facile de répondre à ces arguments : 1° et 2° M. Pasteur cite 6 observations de fièvre puerpérale et 1 cas où il a prédit, contrairement à l'avis des médecins, l'absence de septicémie, à cause de l'absence de microbes dans les lochies. Chez une malade de M. Hervieux (obs. 1) il a examiné le sang, les lochies, le lait, puis les liquides de l'autopsie.

Il trouve des couples de grains, des chapelets de grains et le vibrion pyogénique. Cela veut dire qu'après l'accouchement le pus secrété par l'utérus s'est associé à ces différents germes, au lieu de rester pur, et les germes ont pénétré dans l'économie. Le pus septique ne se résorbe pas comme nous l'avons vu. Les parasites sont de diverses espèces ; il n'y a donc pas de parasite unique, de parasite puerpéral. La septicémie puerpérale n'est pas une, elle comprend plusieurs variétés. Sous ce nom on range des maladies variées qui sout la conséquence du développement d'organismes qui infectent le pus et pénètrent dans l'économie.

Les *couples de grains* sont les microbes du *furoncle* (Pasteur). Tous les furoncles contiennent ces couples de grains. On ne les voit pas se multiplier dans le sang dans lequel ils sont charriés pour aller se déposer à certains endroits où ils amènent l'apparition du furoncle. Ainsi est expliquée la diathèse furonculeuse. Ce microbe en couple n'est pas spécial à la diathèse furonculeuse; M. Pasteur l'a trouvé dans un cas d'ostéomyélite qu'il a observé dans le service de M. Lannelongue, et qui était par conséquent un furoncle de la moelle des os.

Ces couples ne se développent pas dans le sang. Ils sont aérobies, les globules rouges sont aussi aérobies, et ont à l'état sain, plus d'affinité pour l'oxygène que ces proto-organismes, c'est ce qui explique leur innocuité apparente.

3° Ils ne se développent pas dans le sang ; les microbes, en effet, ne peuvent vivre dans certains milieux,

et suivant le milieu, ils produisent des effets différents.
Les microbes produisent des effets toxiques quand ils
peuvent se nourrir et se développer, sinon, ils sont
inoffensifs. Le *grease* de Jenner, inoculé du cheval à
l'homme est d'une gravité exceptionnelle ; l'inocule-
t-on à la vache, puis de la vache à l'homme, on a le vac-
cin. Les caractères des bactéries varient donc suivant les
milieux. (Pasteur.)

Les petits articles, sans mouvements, étranglés dans
leur milieu, qui produisent le *choléra des poules* ne peuvent se développer dans la levûre de bière qui est si favorable à la bactéridie charbonneuse. Il faut cultiver
les bactéries du choléra des poules dans le bouillon de
muscles de poule. Si on inocule au cochon d'Inde, ce
liquide fécondé, il ne se produit qu'un abcès local, dont
le pus fourmille de bactéries, mais sans autre inconvé-
nient pour le cochon d'Inde. Si on inocule de nouveau
ce pus à la poule, elle meurt de choléra en 12 et 24
heures.

« C'est donc, dit Pasteur, l'image des germes nuisi-
bles chez une espèce, inoffensifs ailleurs. »

Les *chapelets de grains* président aux suppurations
étendues, on les trouve dans les voies génitales.

Le *vibrion pyogénique* est beaucoup plus dangereux
que les chapelets, on le retire des eaux, nous l'avons
déjà étudié dans la pyohémie. Le *vibrion septique*, anaë-
robie, constitué par de longs filaments, a été observé
également. (Voir obs. XXIII Doléris. Thèse 1880.)

Nous l'avons étudié avec la septicémie chirurgicale.

On voit donc que la septicémie puerpérale n'existe

pas et qu'on renferme sous ce nom unique, une grande
variété d'affections : la *septicémie* chirurgicale, la *pyohémie*, puis des *suppurations* étendues (chapelets) et d'autres, analogues aux furoncles (micrococcus).

Ces variétés parasitaires de la septicémie puerpérale
se retrouvent également dans la clinique où on les
trouve le plus souvent associées et plus rarement iso-
lées. On a cependant décrit des cas de *septicémie suraiguë* (Perret, thèse d'agr., 1880) analogue à la septicémie
expérimentale qui tue les animaux presque instantané-
ment, et dans lesquels on observait l'absence de frisson,
l'élévation de température avec rémission matinale,
puis marche ascendante jusqu'à la mort, de la diarrhée
de la dyspnée, sans douleur, sans tympanisme. Pros-
tration et mort le 2ᵉ jour. Pas de lésions à l'autopsie.

A côté des septicémies foudroyantes sont les accès
infectieux et la prétendue fièvre de lait ou *septicémies
atténuées* qui présentent comme symptômes des frissons,
de la diarrhée et un faciès altéré. Après des sueurs et
une apparition d'herpès labial, tout rentre dans l'ordre
(Perret).

Nous avons donné dans notre thèse des exemples de
pyohémie et de *suppurations* lymphatiques.

Cette variété parasitaire qu'on retrouve dans les variétés cliniques de la fièvre puerpérale fait comprendre
aussi les relations étendues de la fièvre puerpérale avec
d'autres affections et elle explique la variété des causes
auxquelles on a pu l'attribuer. Ces causes sont dues à
l'hétéro-infection du professeur Peter.

Autopsies. « A Leith, dit Simpson, un médecin fit l'autopsie d'une femme morte d'un abcès du bassin. Cinquante heures après, il est appelé pour faire cinq accouchements. Dans quatre de ces accouchements il survint immédiatement des accidents puerpéraux. Dans le cas où la femme guérit, l'accouchement était terminé avant l'arrivée de l'accoucheur. (Ann. d'hygiène 1851 et 1882.) Il est regrettable que les accidents puerpéraux ne soient pas décrits; les quatre accouchés ont succombé très probablement à des suppurations étendues, puisque le médecin qui transmit le contage venait d'autopsier une femme morte d'abcès du bassin et dont le pus contenait par conséquent les vibrions de Pasteur.

Dans les cas de ce genre le médecin inocule le poison cadavérique et produit une piqûre anatomique chez la femme qu'il touche (Raymond, thèse d'agr., 1880.), piqûre d'autant plus grave que le système lymphatique des accouchées a été dilaté par la grossesse.

Semelweiss, de Vienne, a surtout insisté sur ces causes. Les cadavres de femmes mortes de fièvre puerpérale sont beaucoup plus dangereux encore et les exemples abondent dans le traité des accouchements de Playfair. Il serait intéressant de rechercher les formes de fièvre puerpérale en rapport avec les variétés d'autopsies qui les ont produites.

Erysipèle. Nous avons déjà vu, dans la discussion académique de 1879, invoquer cette cause. L'érysipèle coïncide en effet avec la fièvre puerpérale, il est fréquent chez les enfants dont les mères sont atteintes de septicémie. En cas d'épidémie, on a vu survenir des érysipèles chez les sages-femmes. On connaît aujourd'hui la nature parasitaire de l'érysipèle. (bactérie punctum).

James Clappertou rapporte un cas (1) très curieux de contagion : Mme L..., âgée de 39 ans, est accouchée le 22 avril 1875, de son neuvième enfant par la version. Elle meurt de septicémie puerpérale, son enfant d'angioleucite avec suppuration. Son mari meurt d'un érysipèle à la tête. Sa fille, accouchée depuis quinze jours et venue pour la soigner, meurt de péritonite en 3 à 4 jours. Un locataire de la maison eut un érysipèle à la tête dont il ne mourut pas.

Fièvres éruptives. — Clapperton croit qu'il fallait attribuer la septicémie de Mme L... à la rougeole, deux des enfants étant atteints de cette fièvre éruptive. C'est fort douteux, car on ne connaît pas d'exemple net de transmission. La scarlatine se rencontre souvent chez les accouchées. A-t-elle quelque rapport avec l'infection puerpérale? On n'en sait rien. — Il existe des érythèmes, des pseudo-scarlatines bien remarquables dans la septicémie puerpérale qui sont dus à l'altération du sang. (Helm. Betzius.) Les érythèmes qui rappellent les fièvres éruptives peuvent se voir dans d'autres infections. On en a signalé même la présence dans la blennorrhagie.

La diphthérie est tout aussi douteuse malgré l'observation rapportée par Braxton-Hicks, d'un mari mort de diphthérie et de sa femme morte de septicémie.

(1) Clapperton. Obs. Journ., 1878, et thèse d'agrégation de Raymond, 1880.

Les rapports de la septicémie et des autres affections est donc un sujet peu étudié. On comprend cependant la variété des causes qui peuvent produire la fièvre puerpérale; suivant que le médecin inocule à l'accouchée un de ces génies épidémiques qui est le micrococcus en point double, en chapelets, le vibrion pyogénique et le vibrion septique.

En dehors de l'hétéro-infection on a signalé des causes prédisposantes dont la valeur est considérable : ce sont les rétentions de membranes, de caillots sanguins qui se putréfient dans la cavité utérine et sont une source d'auto-infection comme le disent les auteurs, Si ces matières se putréfient, c'est qu'elles ont subi l'action du vibrion termo; dès lors ces matières putrilagineuses ne sont plus qu'un liquide de culture pour les proto-organismes qui infecteront l'accouchée.

L'auto-infection par conséquent est due à l'action des germes venus du dehors.

Dans le courant de ce chapitre nous avons vu le mode de transmission des germes par les personnes qui soignent les malades, par les lotions faites avec l'eau, par les linges. Aussi dans toutes les maternités a-t-on supprimé les rideaux aux lits des malades; on a établi des étuves pour porter l'eau et les linges à des températures élevées suivant les recommandations de Pasteur.

Le mode de pénétration des germes par la plaie utérine, qui présente des lésions caractéristiques, nous est connu. Ce mode n'est cependant pas le seul et dans la discussion académique de 1879 M. Hervieux a cité les exceptions. (Voir page 84).

On sait que la porte d'entrée des germes varie beaucoup aussi pour les autres maladies contagieuses. La contagion se fait par les muqueuses, par la peau : la peste, le choléra, la coqueluche se transmettent par les voies respiratoires ; la dysenterie, la fièvre typhoïde par les voies digestives, etc... On ne peut donc pas classer d'une manière absolue la fièvre puerpérale dans les septicémies avec plaie, comme le fait M. Bernheim, il faut ouvrir une parenthèse pour les faits de contagion puerpérale sans plaie.

Comment se produit la diffusion du contage ? Est-ce par la voie lymphatique ou par le système circulatoire ?

On sait que les contages produisent deux ordres de lésions, des lésions locales ou générales. La diphthérie par exemple, donne lieu à une laryngite, à une angine limitée ; d'autres fois, elle tue par infection générale. La blennorhagie est tantôt locale (uréthrite), tantôt généralisée, c'est-à-dire qu'elle se complique de rhumatisme polyarticulaire, de phénomènes infectieux, frissons, éruptions cutanées, etc...

La piqûre anatomique, qui ressemble beaucoup à la septicémie puerpérale, produit des effets locaux, angioleucite, adénite, phlegmon, phlegmon diffus, ou bien elle agit par infection. On connaît les faits où quelques heures après la piqûre surviennent des frissons, de la céphalalgie, diarrhée, vomissements, soif, sueurs, phénomènes caractéristiques de l'infection. et cependant on n'observe jamais de traînées d'angioleucite, ni d'engorgement ganglionnaire. Perret cite une observation de ce genre où les phénomènes infectieux ont duré 10 jours.

La septicémie puerpérale est comme la piqûre anatomique, elle produit des phénomènes locaux et généraux : la *lymphangite*, suppurations circonscrites ou diffuses (péritonite), et l'infection générale (septicémie suraiguë, pyohémie).

Ces exemples ne montrent-ils pas le rôle des lymphatiques et du système circulatoire? Lésion locale est synonime de lésion lymphatique ; lésion générale veut dire lésion du système circulatoire. On peut donc, croyons-nous, contester aux lymphatiques le rôle qu'on leur a toujours fait jouer dans les phénomènes de l'infection. La lymphangite puerpérale simple, qu'elle soit causée par la contagion ou par des causes autres que la contagion, ce qui est contesté par nombre d'auteurs, a toujours une allure franchement inflammatoire, sans caractères infectieux. Il ne peut en être autrement, car le système lymphatique n'a qu'une manière de réagir, et il s'enflamme toujours de la même façon.

Les germes agissent sur lui comme le feraient des agents traumatiques ; aussi Orth, dans l'épidémie de Berlin qu'il a observée en 1872, n'a-t-il trouvé dans le pus du système lymphatique du péritoine que les microbes de la suppuration, micrococcus en couples ou en chapelets, et il ajoute qu'il n'en n'a jamais rencontré d'autres.

Si nous refusons à la lymphangite simple des caractères infectieux, on voit que nous reconnaissons amplement son caractère contagieux. Dans notre esprit, contagion et infection sont deux termes bien différents, quoique souvent ils se réunissent pour caractériser une même maladie. L'infection, comme le fait remarquer M. A. Guérin, la pyohémie, ne se produit que dans les plaies saignantes où il y a beaucoup de vaisseaux sanguins. C'est le pus septique appliqué sur les vaisseaux qui en est cause. Jamais l'infection purulente ne complique une lymphangite. On ne l'observe pas dans les épanchements purulents des membranes séreuses ou articulaires, dans les cavités d'abcès anfractueux. « Lorsque les vibrions du pus putréfié restent en contact avec des membranes sur lesquelles ils ne trouvent pas accès dans les vaisseaux sanguins, il ne se produit pas d'abcès métastatiques ; et s'il y a empoisonnement du sang, c'est l'infection putride et non l'infection purulente qu'on observe. » (Guérin). Et quand il y a infection putride, peut-on ajouter, c'est que les vibrions ont trouvé accès dans le sang et qu'ils y ont pénétré par doses successives, non d'emblée comme pour les vibrions de la pyohémie et de la septicémie suraiguë.

CHAPITRE V

PROPHYLAXIE. — TRAITEMENT.

D'après la classification que nous avons adoptée, on voit que la nature, et par suite la gravité des accidents puerpéraux, est très différente. On peut enrayer la marche de la lymphangite à son début par un traitement héroïque et espérer une guérison.

On peut aussi éviter le développement de l'infection en empêchant les vibrions de pénétrer dans le sang. Quand l'élément infectieux est entré dans la circulation, on ne peut plus avoir prise sur lui, il est impossible de l'atteindre. Il n'existe pas, dans l'état actuel de la science, de remède anti-infectieux vrai ; nous sommes à cet égard comme nous l'étions à l'égard de la fièvre intermittente, avant la découverte de la quinine (1).

C'est au moyen du traitement préventif et des soins de prophylaxie qu'on doit empêcher le mal de se développer. Est-il développé, il ne faut pas le laisser s'étendre et prendre un caractère épidémique. L'épidémie n'est que la multiplicité de la contagion. Aussi par l'hygiène et l'isolement des malades a-t-on réussi à

(1) Hayem. Cours professé à la Faculté de Médecine, 6 mai 1882.

amoindrir les effets de la contagion. La question des maternités a vivement préoccupé l'opinion médicale.

Aujourd'hui il est démontré que les maternités contribuent pour une large part à la mortalité des femmes en couches ; la pratique civile n'entre à proportion que pour un petit nombre dans les statistiques. « L'encombrement est pour les femmes accouchées une question de vie ou de mort » disait Cruveilhier. « Une femme en couches, dit M. le professeur Peter, est à une autre femme en couches une occasion de maladie ; une réunion de femmes en couches constitue une réunion idéale de causes de maladie. »

La conséquence naturelle serait l'abolition des maternités. Ce résultat étant bien difficile à réaliser, car les maternités sont « un mal social nécessaire » (1), le médecin doit chercher, par ses soins, à diminuer les méfaits des maternités et à rendre le séjour de l'hôpital moins dangereux pour les femmes en couches.

Depuis quelques années ces tentatives ont été couronnées de succès.

D'après un relevé de M. Tarnier (1857), la mortalité était 13 fois plus grande dans les hôpitaux que dans la ville. D'après les nouvelles dispositions des maternités et les soins hygiéniques dont les malades sont entourées, ce chiffre a diminué considérablement. A la Maternité, il y a deux ans, 1 femme mourait sur 64, tandis que le rapport de Tenon, en 1878, montre que la mortalité était de 1 femme sur 12. Les dispositions

(1) Peter. Cliniques médicales.

récentes qu'on a prises, les soins minutieux d'antisep-
tie de MM. Tarnier, Siredey, Polaillon et Lucas-Championnière ont fait tomber la statistique de 12 0/0 à 1 0/0.

M. Tarnier a voulu réunir les femmes en les isolant (1). Il a fait construire un pavillon appelé « pavillon Tarnier », qui fonctionne depuis quelques années,
et où chaque femme a sa chambre. La mortalité dans
ce pavillon est de 1 femme sur 135.

Cependant l'idéal n'est pas atteint. Les linges ne sont
pas passés à l'étuve, et ils sont fournis par la grande
Maternité. « De plus, ajoute M. Pinard, l'interne du
pavillon Tarnier est le même que celui de la grande
Maternité où se trouvent les malades. »

Il n'existe donc qu'un isolement relatif, et les causes
de contagion ne sont pas toutes supprimées.

M. Siredey, à la suite de précautions hygiéniques et
de soins antiseptiques minutieux, est arrivé aussi à
obtenir d'excellents résultats. Les élèves qui pratiquent
le toucher vaginal se lavent les mains avec une solution
phéniquée. Ces soins antiseptiques sont pris dans toutes
les maternités à l'étranger. A Prague, ils sont de la
dernière minutie.

A côté de ces soins prophylactiques, dont l'importance est capitale, et qui ont pour but de supprimer la
contagiosité des accidents puerpéraux, vient le traitement de la maladie, quand elle s'est déclarée. Nous n'y
insisterons pas.

Le *traitement général* consiste à relever les forces des

(1) Pinard. Cours de la Faculté, 8 mai 1882.

malades pour les faire lutter avec plus d'efficacité contre la maladie ; il comprend les toniques, le quinquina, les potions de Todd.

On attaquera l'élément fébrile par le sulfate de quinine, 1 à 1 gramme 1/2.

Le *traitement local* de la lymphangite comprend les ventouses scarifiées, les sangsues sur le ventre. Ces émissions sanguines locales sont très vantées par M. le professeur Peter ; elles font disparaître ou atténuent la douleur. On mettra, suivant l'auteur que nous citons, après les ventouses, un vésicatoire volant, puis des cataplasmes chauds et laudanisés.

Nous ne reviendrons pas sur les soins antiseptiques et les soins de propreté ; on a vu leur nécessité. Les injections vaginales, et au besoin les injections intra-utérines faites avec précaution, seront répétées jusqu'à la disparition complète de la fétidité des lochies. Ces injections antiseptiques, ou faites avec de l'eau qu'on a portée préalablement à 115 degrés, ont souvent fait cesser les accidents puerpéraux au début.

Après la toilette et les injections, on place entre les cuisses de la malade une compresse imbibée d'une solution phéniquée, etc.

Tous ces détails sont, du reste, bien connus aujourd'hui.

CONCLUSIONS.

I. On doit bannir et, comme le dit le professeur Pajot, reléguer au musée des antiques, le mot de *fièvre puerpérale*, qu'on a appliqué à toutes les phlegmasies graves survenant après l'accouchement.

II. On doit rejeter également le mot de *septicémie puerpérale*, qui comprend, lui aussi, des états différents.

III. Nous croyons que ces états sont septiques ou inflammatoires.

IV. Les accidents septiques sont la *pyohémie* et les *septicémies* aiguë et chronique chirurgicales.

V. Les accidents inflammatoires sont les suppura · tions localisées ou généralisées : ils sont représentés par les variétés de lymphangite utérine que nous avons étudiées dans notre thèse, et ils sont dus à la contagion qui agit à la manière d'un agent traumatique.

VI. Nous nous croyons par suite autorisé à refuser à la lymphangite utérine simple le caractère infectieux.

VII. Quand ce caractère infectieux existe, la lymphangite le doit à des complications du côté du système veineux (septicémies, phlébite avec pyohémie).

VIII. Malgré leur association fréquente, on peut reconnaître ces divers états dans la clinique.

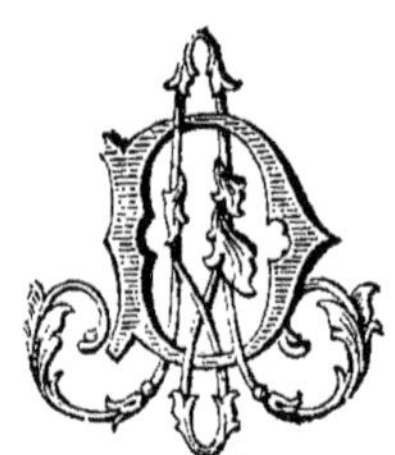